Paradigmenwandel in der Medizin

Konrad Wink

Paradigmenwandel in der Medizin

Inwieweit folgt die Medizin der revolutionären oder
evolutionären Theorie?

PETER LANG

Bibliografische Information der Deutschen Nationalbibliothek
Die Deutsche Nationalbibliothek verzeichnet diese Publikation
in der Deutschen Nationalbibliografie; detaillierte bibliografische
Daten sind im Internet über http://dnb.d-nb.de abrufbar.

Umschlagabbildung: Erzeugung des Homunculus in Goethes Faust II
(Darst. 19. Jahrh.), aus: Karger-Decker, Bernt: Die Geschichte der Medizin
von der Antike bis zur Gegenwart. Patmos Verlag GmbH&Co. KG,
Düsseldorf, S. 358, ISBN 3-491-96029-0

ISBN 978-3-631-74332-4 (Print)
E-ISBN 978-3-631-77479-3 (E-PDF)
E-ISBN 978-3-631-77480-9 (EPUB)
E-ISBN 978-3-631-77481-6 (MOBI)
DOI 10.3726/b14929

© Peter Lang GmbH
Internationaler Verlag der Wissenschaften
Berlin 2019
Alle Rechte vorbehalten.

Peter Lang – Berlin · Bern · Bruxelles · New York ·
Oxford · Warszawa · Wien

Diese Publikation wurde begutachtet.

www.peterlang.com

Für Annette

Vorwort

Es gibt viele Werke, die die Geschichte der Medizin darstellen.

In dem neunbändigen Werk von *Sournia, Poulet* und *Martiny:* „Illustrierte Geschichte der Medizin" (Verlagsbuchhandel Andreas & Andreas, Salzburg, 1980) unter der fachlichen Beratung des Instituts für Theorie und Geschichte der Medizin an der Universität Münster (Direktor: *Prof. Dr. med. Richard Toellner*) und der fachwissenschaftlichen Beratung durch *Nelly Tsouyopoulos* und Mitarbeit von *Bernhard Krabbe, Ulrich Scherzler, Horst Seithe* und *Judith Wilcox* wird in den Bänden 1–3 nicht nur die Entwicklung in der prähistorischen Zeit und bei den Naturvölkern bis zu Antike, Mittelalter und Neuzeit dargestellt, sondern auch das Entstehen einzelner Fachgebiete wie Augenheilkunde, Kardiologie, Gynäkologie, Geburtshilfe, Urologie, Geschlechtskrankheiten und Hautkrankheiten bis zur Gegenwart (Band 4), aber auch die stationäre Behandlung in Frankreich, die Geschichte der Orthopädie und der Traumatologie, Pharmazeutik, Tierheilkunde, Magen-Darmheilkunde, Histologie und Embryologie (Band 5), sowie der Psychiatrie, Zahnheilkunde, Altenpflege, pathologischen Anatomie, Sozialmedizin, Radiodiagnostik, Radiotherapie, ansteckender Krankheiten, Homöopathie, Rheumatismus und traditionellen Medizin in Schwarzafrika (Band 6), der Psychoanalyse, Arbeitsmedizin, Mikrobiologie, Kinderheilkunde, Chirurgie, Tropen-Krankheiten, physikalischen Therapie und Rehabilitation, Hals-Nasen- und Ohrenkrankheiten, Endokrinologie (Band 7) und internationaler Gesundheitsbehörden, großer Konzepte in der Physiologie, der ärztlichen Fachsprache, der Parasitologie, der Krebskrankheiten, der plastischen und Wiederherstellungschirurgie, Luftfahrtmedizin, Schifffahrtsmedizin, Lungenheilkunde, Militärmedizin, Akupunktur und der Tuberkulose (Band 8) sehr umfassend, ausführlich, reich bebildert und mit einem Register abgehandelt. Dieses Werk ist besonders geeignet, exaktes Teilwissen zu vermitteln, Spezialfragen zu beantworten und erschöpfende Antworten über alle Entwicklungen in der Medizin zu geben. Es kann als Standardwerk über die Geschichte der Medizin angesehen werden.

In der „Geschichte der Medizin von der Antike bis zur Gegenwart" von *Bernt Karger-Decker* (Patmos Verlag GmbH& Co. Kg, Albatros Verlag,

Düsseldorf, 2001) wird über die Zaubermedizin, die Tätigkeit der Priester-
ärzte, die altchinesische Medizin und das Apothekenwesen, Wunderarz-
neien, Quacksalber und Scharlatane, aber auch über die physiologischen
Lebensgeheimnisse und die Geschichte der Anatomie und Chirurgie, vom
Kampf gegen Seuchen, Mikroben und Wundinfektionen und schließlich von
Medizinern in der Kunst, Kultur und in Märchen informiert.

Die „Geschichte der Medizin systematisch" von *Prof. Dr. Dr. Peter
Schneck* (UNI-MED Verlag AG Bremen, 1997) gibt über tabellarische Über-
sichten in den Zeitabschnitten einen guten Überblick über die Entwicklungen in der Medizin, wobei Ereignisse, die die Entwicklung gefördert haben,
herausgehoben werden. Irrtümer und Umwege in der Entwicklung werden
verständlich und plausibel gemacht.

In der „Medizingeschichte" von *Jörg Christian Claus* mit Illustrationen
von *Dieter Koch* (Verlag Medical Tribune GmbH, Wiesbaden, 1985) werden wichtige Schritte in der Entwicklung der Medizin anhand großer
Persönlichkeiten und lustiger Darstellungen auf lockere Weise dem Leser
nahegebracht. Eine umfassende ausführliche Zeittafel vermittelt eine systematische Übersicht von 1900 bis 1984 mit ihren entscheidenden Erfindungen der modernen Medizin.

Das „Stammbuch des Arztes" aus den kulturhistorischen Stammbüchern,
erschienen im Verlag von W. Spemann, Stuttgart, beschreibt den Arzt der
Urzeit, im Altertum, im Mittelalter und in der Neuzeit.

Die „Kulturgeschichte der Seuchen" von *Stefan Winkle* (Verlag Artemis
& Winkler, Düsseldorf, 1997, Lizenzausgabe für KOMET) weist besonders
ausführlich darauf hin, wie sich die Krankheiten und deren Behandlungsmöglichkeiten auch entscheidend auf die Weltgeschichte auswirkten.

Die „Geschichte der Medizin im Spiegel der Kunst" von *Albert S. Lyons*
und *R. Joseph Petrucelli* (DuMont Buchverlag, Köln, 1980) stellt die Medizin mit künstlerischen Zeugnissen aller Kulturen, wie man sie in Wandma-
lereien, Statuetten, Skizzen, Dokumenten findet, mit 266 farbigen und 754
einfarbigen Abbildungen dar. Auch die politischen Epochen werden dabei
berücksichtigt, ebenso wie die Organisation der heilkundlichen Berufe und
die Bedeutung des Gesundheitswesens.

Die „Geschichte der Medizin" von *Annerose Sieck* (Compact Verlag,
München, 2005) reicht bis in die heutige Zeit mit der Entdeckung der DNA,

Leben mit fremden Organen, der Computertomographie, dem ersten Baby aus der Retorte, dem Clonschaf Dolly.

Karl-Heinz Leven mit seiner „Geschichte der Medizin" (Verlag C.H. Beck oHG, München, 2008) handelt auch die Humanexperimente in der NS-Zeit, den Nürnberger Kodex und das Genfer Gelöbnis, den Status des Embryos und den Schwangerschaftsabbruch ab.

Teil der Geschichte der Medizin ist die „Geschichte der Apotheke", wie sie im Buch von *Friedemann Bedürftig* (Fackelträger Verlag GmbH, Köln, ISBN 3-7716-4327-9) dargestellt wird. Sie ist entscheidend mit der Entwicklung von Arzneimitteln am Fortschritt der Medizin beteiligt. Nahezu jedes Krankheitsbild ist Arzneimitteln zugänglich. Auch hier vollzieht sich eine Entwicklung von Heilkräutern zu einer Arzneimittelheilkunde, die auf naturwissenschaftlichen Kenntnissen aufbaut, eine Entwicklung von der magischen Heilkunst zur modernen Pharmazie.

Die „Geschichte der Medizin" von *Erwin H. Ackerknecht* und *Axel Hinrich Murken* (Ferdinand Enke Verlag Stuttgart, 1992) erweitert die medizinische Entwicklung auf die heutigen Fortschritte, die hauptsächlich durch die naturwissenschaftliche Betrachtungsweise entstanden sind.

Die „Geschichte der Medizinischen Abbildung" von 1600 bis zur Gegenwart von *Marlene Putscher* (Heinz Moos Verlag, München 1972) besticht durch realistische Originaldarstellungen, die sich in der Entwicklung der Medizin ergeben haben.

Das „Bild des Kranken" von *Helmut Vogt* (J.F. Lehmanns Verlag, München, 1969) bringt uns das Leiden der Menschen durch viele Originalabbildungen sehr nahe.

Die „Kunst des Heilens" von *Roy Porter* (Spektrum Akademischer Verlag Heidelberg, Berlin, 2000) stellt eine medizinische Geschichte der Menschheit von der Antike bis heute besonders unter einem Aspekt vor, der dem Wandel und der allmählichen Herausbildung der vielfältigen medizinischen Fachgebiete und der Entwicklung eines öffentlichen Gesundheitswesens gewidmet ist.

Im Buch von *Mirko D. Grmek*: „Die Geschichte des medizinischen Denkens" (Verlag C.H. Beck oHG, München, 1996) versucht der Autor, den langsamen Wandel und die anscheinend plötzlichen Veränderungen medizinischer Theorien und Praktiken in Beziehung zu bringen zu den

menschlichen Mentalitäten, Philosophen und den Denkweisen der verschiedenen Wissenschaften.

In der Einleitung und im Anfangsteil dieses Buches „Paradigmenwandel in
der Medizin" wird zunächst eine zusammenfassende Darstellung der Wissenschaftstheorie gegeben, die größtenteils auf direkten, charakteristischen
Auszügen aus der Monographie von *Kurt Bayertz*: Wissenschaftstheorie und
Paradigmabegriff, Sammlung Metzler Band 202, Verlagsbuchhandlung Stuttgart 1981, (**<Abb. 1>**), beruht, der auch das Rüstzeug hinsichtlich der wissenschaftlichen Begriffe und Entwicklungsmöglichkeiten liefert.

   Kurt Bayertz beschreibt in seinem Werk den Wandel in der Wissenschaftstheorie. Dabei geht er von der *Kuhnschen*, an einzelnen Beispielen
nachvollziehbaren, Vorstellung aus (*Thomas Kuhn* (1962): „Die Struktur
wissenschaftlicher Revolutionen", **<Abb. 2>**), dass die analytische Wissenschaftstheorie von der Revolutionierung einer normalen Wissenschaft über
eine Krise und Revolution zu einer neuen Wissenschaft im Sinn eines Paradigmenwandels übergeht.

   Da in meinem Buch für den interessierten Laien also die grundlegenden
Gedanken zur Wissenschaftstheorie nahezu vollständig aus dem Werk von
Kurt Bayertz: „Wissenschaftstheorie und Paradigmabegriff" entnommen sind,
würde die Zerstückelung des Textes in Einzelzitate dem Ganzen nicht gerecht
und den Lesefluss eher behindern als verbessern. Daher wird das Buch insgesamt als Textgrundlage angegeben.

   Ausgehend von den umfassenden Ausführungen von *Bayertz* ergibt sich
ein guter Ansatzpunkt zur Beantwortung der Frage, ob der Fortschritt in den
Wissenschaften evolutionär oder revolutionär erfolgt, und dies ist Gegenstand
der Untersuchungen im zweiten Teil des Buches.

   Hier wird versucht, die Entwicklung der Medizin über die Jahrhunderte
anhand der dargestellten wissenschaftstheoretischen Denkmodelle nachzu-
vollziehen.

   Es soll geprüft werden, inwieweit die beiden Entwicklungsprozesse der
evolutionären oder revolutionären Entwicklung in der Medizin stattgefunden haben.

   Dabei wird einmal ausgegangen von der klassischen kumulativen Entwicklung (evolutionäre Entwicklung) und dann von der revolutionären Entwicklung nach *Thomas Kuhn*. Beide Entwicklungen bestehen jedoch zu ganz
unterschiedlichen Zeiten, lösen einander ab, kommen aber dann schließlich
zu einer gemeinsamen Vorstellung (evolutionäre, revolutionäre Entwicklung
der medizinischen Wissenschaft).

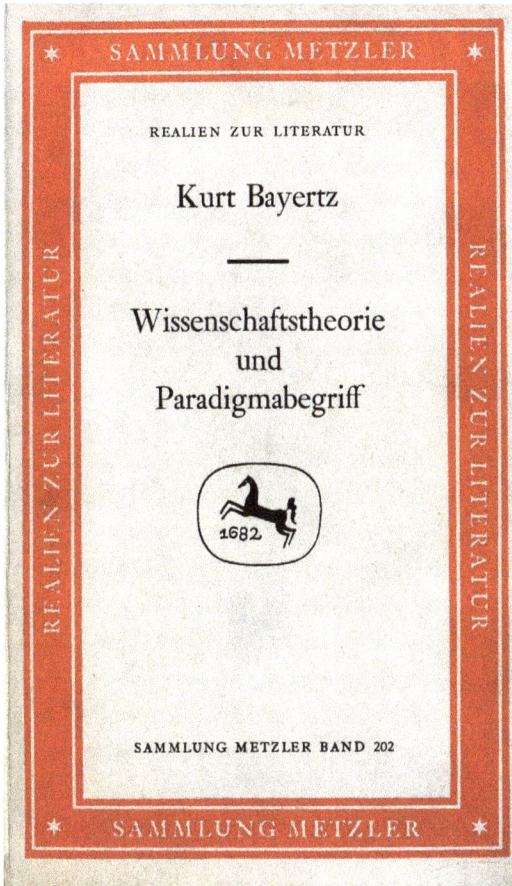

Abb. 1: Bayertz, K.: Wissenschaftstheorie und Paradigmabegriff, Sammlung Metzler Stuttgart, Bd. 202, 1981

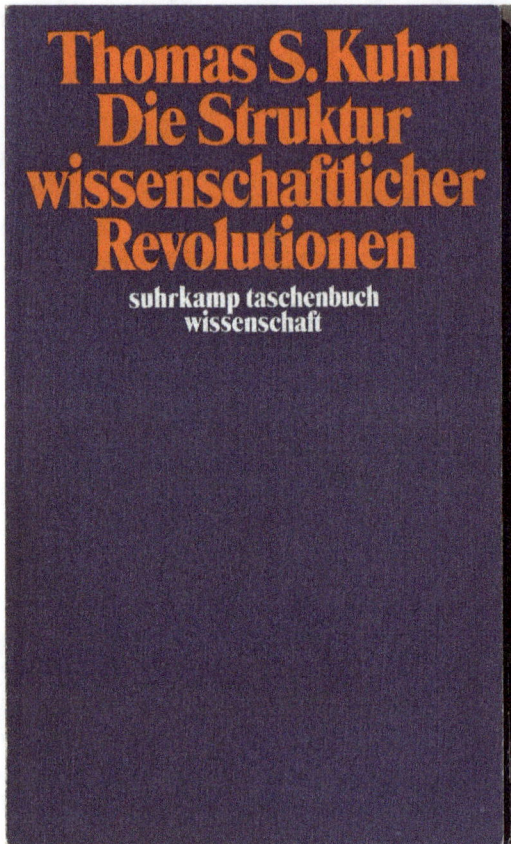

Abb. 2: Kuhn, Thomas S.: Die Struktur wissenschaftlicher Revolutionen, suhrkamp taschenbuch wissenschaft 25, zweite revidierte und um das Postskriptum von 1969 ergänzte Auflage 1976

Inhaltsverzeichnis

I. Einleitung (Kurt Bayertz[1], Abb. 1):

„Wissenschaftstheorie ist so alt wie die Wissenschaft selbst. Wissenschafts-theoretische Überlegungen finden wir bereits in der Antike bei Philosophen wie *Plato* und *Aristoteles*, in der Neuzeit bei *Bacon* und *Descartes* und später bei *Kant* und *Hegel*. Auch in den Werken vieler Wissenschaftler finden sich immer wieder Reflexionen über die Grundlagen und Probleme ihres Fachgebiets oder der Wissenschaft allgemein. Zu nennen sind hier Autoren wie *Galilei, Newton, Helmholtz, Plank* oder *Einstein.*"

Die Wissenschaftstheorie stellt jedoch keine selbstständige Disziplin dar. In den philosophischen Systemen wird die Wissenschaft meist im Rahmen der Metaphysik und später der Erkenntnistheorie behandelt und auch bei den Wissenschaftlern war Wissenschaftstheorie kein selbstständiges Feld theoretischer Forschungen, sondern blieb ein Nebenprodukt der wissen-schaftlichen Praxis.

Diese Situation änderte sich erst in der zweiten Hälfte des 19. Jahrhun-derts, als sich unter dem Eindruck stürmischer Erfolge der Naturwissen-schaften die Ansicht durchsetzte, dass die Wissenschaften nicht nur eine spezifische Form menschlichen Erkennens darstellen, die sich von den übrigen Formen der Erkenntnis durch ihr methodisches Vorgehen und den systematischen Aufbau ihrer Ergebnisse unterscheiden, sondern dass sie als die vorbildliche und allgemeingültige Form des menschlichen Erkennens angesehen werden müssen.

Vor dem Hintergrund der beeindruckenden theoretischen Erfolge der Naturwissenschaft (vor allem der Physik), die mit der Wärme- und Ener-gielehre, der kinetischen Gastheorie und der Elektrizitätslehre in neue Dimensionen vorgestoßen war, der Chemie, die sich nach Lavoisier in neuen Bahnen bewegte und der Biologie, der Darwin einen neuen Horizont auf-gedeckt hatte, und vor allem ihrer praktischen Erfolge, die sich nach der industriellen Revolution in nahezu allen Lebensbereichen bemerkbar zu machen begannen, wurde die Wissenschaft zum Inbegriff menschlicher

---

1 Kurt Bayertz: Wissenschaftstheorie und Paradigmenbegriff (Sammlung Metzler, Bd. 202, Verlagsbuchhandlung Stuttgart, 1981), S. 6–10 ff.

Erkenntnisfähigkeit und zu einem Standard der Rationalität, der für alle
anderen Formen des Denkens maßgeblich sein sollte.

Damit waren die Voraussetzungen gegeben, dass sich die Wissenschaftstheorie als eine eigenständige philosophische Disziplin herausbilden konnte.
Der historische Verdienst, diese Verselbstständigung der Wissenschaftstheorie endgültig vollzogen und die neue Disziplin akademisch etabliert zu
haben, gebührt einer Gruppe von Philosophen und Naturwissenschaftlern,
die sich Ende der zwanziger Jahre des letzten Jahrhunderts um den Philosophen *Moritz Schlick* in Wien zusammengefunden hatte. Diese unter
dem Namen „Wiener Kreis" bekannt gewordene Gruppe begründete eine
der einflussreichsten philosophischen und vor allem wissenschaftstheoretischen Richtungen des 20. Jahrhunderts, den logischen Empirismus oder
Neopositivismus. Das philosophische Programm des Wiener Kreises setzte
sich in der Folgezeit vor allem in den angelsächsischen Ländern immer
stärker durch und wurde hier zur absolut dominierenden Strömung, indem
es einerseits schrittweise modifiziert und gelockert, andererseits über die
Wissenschaftstheorie hinaus auf die Ethik, Geschichte und Sprachphilo-
sophie ausgedehnt wurde.

Im Rahmen der analytischen Philosophie unterliegt die Wissenschaftstheorie nämlich zwei einschneidenden Beschränkungen. Sie hat sich erstens
ausschließlich mit Sciences, d. h. mit den exakten Wissenschaften, zu befassen und soweit sie sich mit nicht-exakten Wissenschaften wie Soziologie
oder Literaturwissenschaft befasst, hat sie diese nach dem Vorbild der exakten Wissenschaften zu analysieren. Zweitens hat sich die Wissenschaftstheorie ausschließlich auf die logischen und methodologischen Aspekte
der Wissenschaft zu konzentrieren. Dabei ergaben sich folgende Fragen:

- Welche logische Struktur haben wissenschaftliche Theorien?
- Welche Methoden können oder müssen bei der Überprüfung wissen-
  schaftlicher Aussagen angewandt werden?
- Welche logische Form haben wissenschaftliche Erklärungen und welche
  Funktion kommt Gesetzesaussagen in ihnen zu?
- In welchem Verhältnis stehen Theorie und Erfahrung im Aufbau wis-
  senschaftlicher Theorien?

Es liegt auf der Hand, dass dieser Typ von Fragen, den die analytische
Philosophie stellt, bei Weitem nicht das gesamte Spektrum der Probleme

abdeckt, die sich im Hinblick auf ein umfassendes theoretisches Verständnis der Wissenschaft stellen.

Die Wissenschaft erscheint in diesem Fragenkatalog als ein bloßes System von Erkenntnissen und die Aufgabe der Wissenschaftstheorie beschränkt sich auf logische Analysen dieser Erkenntnisse. Alle Fragen, die sich auf die geschichtliche Entwicklung der Wissenschaft und auf ihre Stellung und Bedeutung in der Gesellschaft beziehen, sind ausgeklammert. Diese Fragen werden entweder von anderen philosophischen Richtungen, soweit sie sich mit Wissenschaft befasst haben, behandelt oder sie wurden von unterschiedlichen Fachwissenschaften wie Wissenschaftsgeschichte aufgegriffen. Über den Gegenstand der Wissenschaftstheorie mithilfe der logischen Analyse können nur die formalen Beziehungen zwischen wissenschaftlichen Sätzen untersucht werden. Der Weg, auf dem diese Sätze gebildet werden, ist dagegen für die Logik nicht zugänglich. Die analytische Wissenschaftstheorie untersucht daher ausschließlich die logischen Beziehungen zwischen vorliegenden wissenschaftlichen Sätzen, d.h. sie analysiert den Begründungszusammenhang zwischen diesen Sätzen. Der Vorgang des Aufstellens dieser Sätze, ihre Entstehung im Zusammenhang ist demgegenüber Gegenstand anderer Disziplinen, die sich mit der Wissenschaft befassen, z.B. Wissenschaftsgeschichte, Wissenschaftssoziologie, Wissenschaftspsychologie. Anders ausgedrückt, weil die analytische Wissenschaftstheorie als einzig legitimes Instrument der philosophischen Analyse die formale Logik anerkennt, kann sie sich nur mit fertigen Resultaten (Sätzen) der wissenschaftlichen Tätigkeit befassen, nicht aber mit dieser Tätigkeit selbst.

Vor diesem Hintergrund wird verständlich, dass *Kuhn*[2] eine grundsätzliche Neuorientierung der Wissenschaftstheorie im Sinn hat, wenn er im ersten Kapitel seines Buches schreibt, das bisher vorherrschende Bild der Wissenschaft sei „in erster Linie nach dem Studium abgeschlossener wissenschaftlicher Leistungen gezeichnet worden". Demgegenüber sei das Ziel seines Buches der Entwurf „der ganz anderen Vorstellung von der Wissenschaft, wie man sie aus geschichtlich belegten Berichten über die Forschungstätigkeit selbst gewinnen kann".

---

2 Thomas Kuhn: Die Struktur wissenschaftlicher Revolutionen (SWR) (suhrkamp taschenbuch wissenschaft, zweite, revidierte und mit Postskriptum von 1969 ergänzte Auflage 1976) S. 15–24.

Kuhn[3] nimmt also von vornherein eine neue Bestimmung des Gegenstandes Wissenschaftstheorie vor. Sie soll sich nicht mehr auf die logische Analyse fertiger Theorien beschränken, sondern die Forschungstätigkeit selbst neu einbeziehen, d.h. jene psychologischen, soziologischen etc. Vorgänge, die den Entstehungszusammenhang wissenschaftlicher Aussagen konstituieren. Diese Neubestimmung des Gegenstandes der Wissenschaftstheorie ist das Resultat der Erfahrungen, die *Kuhn* während seiner Beschäftigung mit der Wissenschaftsgeschichte machte. *Kuhn* war zunächst selbst von den Positionen der analytischen Wissenschaftstheorie ausgegangen und kam dann durch einen Zufall in Berührung mit der Geschichte der Wissenschaft. Dabei stellte er eine tiefe Diskrepanz zwischen den von ihm damals vertretenen wissenschaftstheoretischen Auffassungen und der realen Theorie und Praxis der Naturwissenschaft vergangener Zeiten fest. Die Art und Weise, in der Wissenschaft in der Vergangenheit betrieben wurde, ließ sich mit den Postulaten der analytischen Wissenschaft nicht in Übereinstimmung bringen. Anstatt daraus die aus analytischer Sicht einzig mögliche Schlussfolgerung zu ziehen, dass es sich bei diesen älteren Formen der Wissenschaft noch nicht um Wissenschaft handelt, sondern um Vorformen, die noch von metaphysischen Restbeständen durchsetzt waren, zog Kuhn die entgegengesetzte Konsequenz, wenn die von der analytischen Wissenschaftstheorie aufgestellten Kriterien der Rationalität auf die betreffenden Phasen der Wissenschaftsgeschichte nicht anwendbar sind, dann muss der Fehler nicht unbedingt in der Wissenschaftsgeschichte gesucht werden, sondern in den Grundsätzen der analytischen Wissenschaftstheorie. Anstatt z.B. die mittelalterliche Physik als irrational zu erklären, weil sie den heutigen Rationalitätskriterien nicht genügt, stellt *Kuhn* die Frage, ob diese Rationalitätskriterien nicht dann notwendig unrealistisch und anachronistisch werden, wenn sie auf längst vergangene Zeiten angewandt werden.

Kuhn nimmt seine Erfahrungen und Erkenntnisse als Wissenschaftshistoriker damit zum Anlass für eine grundlegende Revision der herrschenden und auch von ihm bis dahin vertretenen analytischen Wissenschaftstheorie. Er beginnt, sich systematisch mit der Wissenschaftsgeschichte zu befassen

---

3 Meyer Karl: Das Kuhnsche Modell wissenschaftlicher Revolutionen und die Planetentheorie des Copernicus. In: Sudhoffs Archiv 58 (1974)

und sein Essay SWR[4] ist der Versuch, vor dem Hintergrund langjähriger historischer Forschungen eine neue Interpretation der Wissenschaftsgeschichte, d.h. ein neuartiges Modell der Wissenschaftsentwicklung und auch des philosophischen Wesens der Wissenschaft, zu entwerfen.

Kuhn geht von der Geschichte der Wissenschaften aus und entwickelt seine Konzeption auf der Grundlage von Analysen über die tatsächliche Vorgehensweise der Wissenschaftler. Sein Ansatzpunkt ist daher empirisch und orientiert sich an der realen Wissenschaft, wie sie sich in der Geschichte zeigt. Für die Vertreter der analytischen Wissenschaftstheorie ging es demgegenüber darum, zunächst einmal festzulegen, was als Wissenschaft gelten kann und wie sie von der Metaphysik abgegrenzt werden muss. Ihre Vorgehensweise war demzufolge normativ, insofern sie auf die Fortsetzung von Kriterien der Wissenschaftlichkeit und der Rationalität abzielen.

Neben *Thomas Kuhn* ist auch für *Steffen Toulmin, Paul K. Feyerabend, Norwood R. Hanson* und andere[5] ein stärker historisch orientiertes Wissenschaftsverständnis, vor allem eine historisch differenzierte Beurteilung der Rolle von Logik und Empirie charakteristisch. Galten die Naturwissenschaften in der positivistischen Tradition stets als leuchtendes Vorbild für eine durch die zwingenden Schlussfolgerungen der formalen Logik erzielte und auf eine sichere Basis harter Tatsachen gestützte Rationalität, so ist das Pendel inzwischen eher zu den gegenteiligen Ansichten ausgeschlagen, dass die naturwissenschaftliche Rationalität so unbefleckt nicht ist, wie man lange geglaubt hatte. Auch die exakt genannten Naturwissenschaften sind demnach ein menschliches allzu menschliches Unternehmen, wie es in einer Kurzgeschichte von *Stanislaw Lem*[6] zutreffend beschrieben wird:

„*Der Konstrukteur Trurl erbaute einmal eine Maschine, die alles herstellen konnte, was mit dem Buchstaben n begann ... Da lud er den Konstrukteur Klapauzius zu sich ein, stellte ihn der Maschine vor und lobte überschwenglich ihre außerordentlichen Fähigkeiten – bis dieser schließlich wütend wurde und darum bat, ihr selber etwas aufzutragen. ›Bitte sehr‹, sagte Trurl, › aber es muss auf n sein.‹ ›Auf n?‹ fragte Klapauzius. ›Schön, dann soll sie die Naturwissenschaften*

---

4   SWR: Die Struktur wissenschaftlicher Revolutionen (Th. Kuhn).
5   Siehe in Kurt Bayertz: Wissenschaftstheorie und Paradigmenbegriff Sammlung Metzler Band 202, Stuttgart 1981, S. 16.
6   In: Kurt Bayertz: Wissenschaftstheorie und Paradigmenbegriff Sammlung Metzler Band 202, Stuttgart 1981, S. 16.

klopfen.‹ Die Maschine erzitterte, grunzte und alsbald füllte sich der Platz vor Trurls Domizil mit einer n-Zahl von Naturwissenschaftlern. Sie rauften sich die Haare, schrieben in dicke Bücher, einige griffen nach ihnen und rissen sie in Fetzen; in der Ferne loderten Scheiterhaufen, auf denen die naturwissenschaftlichen Märtyrer schmorten, hie und da explodierte etwas, entwickelten sich seltsame Dämpfe in Gestalt von Pilzen; alle redeten durcheinander, sodass niemand ein Wort verstand, manche verfassten hastig Denkschriften, Petitionen und Resolutionen; ein wenig abseits wiederum, vor den Füßen der Gestikulierer, hockten ein paar Greise und schrieben etwas mit winzigen Buchstaben auf Papierfetzen. ›Nicht schlecht, was?‹ rief Trurl entzückt aus. ›Die holde Naturwissenschaft, wie sie leibt und lebt!‹"

Keine der bedeutenden Theorien in diesen Disziplinen kann angemessen verstanden und beurteilt werden, wenn man den historischen Kontext ihrer Entstehung und Entwicklung völlig außer Acht lässt.

Kuhn hat in der Wissenschaftsgeschichte großen Wert auf Beispiele gelegt, die seinen Gedankengang illustrieren und ihm vor allem den Anschein einer festen empirischen Fundierung in der Wissenschaft geben. Eine dritte Ursache für die Attraktivität des *Kuhnschen* Modells mag schließlich auch in seiner Hervorhebung wissenschaftlicher Revolutionen zu suchen sein. Zunächst einmal sind Revolutionen natürlich immer interessant. Die Wissenschaft bekommt einen Hauch von Abenteuer, denn auch der normale Wissenschaftler kann nun seine Tätigkeit in dem Bewusstsein ausüben, in einem Unternehmen mitzuwirken, das nicht nur einfach wächst wie eine Pflanze, sondern hin und wieder auch kracht und dampft wie ein Vulkan. Gerade im Hinblick auf die Vertreter der Kultur- und Sozialwissenschaften kann man vermuten, dass diese Vorstellung auf sie einen besonderen Reiz ausübt, denn in diesen Disziplinen üben immer diejenigen Theorien den größten Einfluss aus, die die einschneidenden Neuerungen mit sich bringen. Kuhns Wissenschaftsmodell offeriert somit die hoffnungsvolle Möglichkeit revolutionärer Wendungen, die der Wissenschaftsentwicklung immer neue Kontinente eröffnen, und es entfällt damit der Zwang, die gegenwärtige Form der Wissenschaft, die in mancherlei Hinsicht Grund zu Unzufriedenheit gibt, für ihre einzig mögliche halten zu müssen.

II. Thomas Kuhn (1962)[7]: Die Struktur wissenschaftlicher Revolutionen <Abb. 2>

1. Der Begriff des Paradigmas

Thomas Kuhn schildert ausführlich in seinem Buch den Begriff des **„Paradigmas"**. Dabei geht er in erster Linie von den naturwissenschaftlichen Disziplinen aus wie Physik, Chemie und Biologie. An sich von der Wortbedeutung her heißt Paradigma zunächst nichts Anderes als „Beispiel" oder „Muster". Der Begriff wurde erstmalig von *G. Chr. Lichtenberg (1742–1799)*[8] gebraucht und in unserem Jahrhundert dann vor allem von L. Wittgenstein (1889–1951)[9] in seinen philosophischen Untersuchungen eingeführt. Eine wissenschaftliche Leistung, die allgemein Anerkennung findet, bezeichnet Kuhn mit dem Begriff Paradigma.

Ein Paradigma macht aus, wenn die Beziehungen der dort tätigen Personen untereinander sich zu einem ähnlichen Bild ergeben und es erfolgt mit der Durchsetzung eines Paradigmas eine Vereinheitlichung. Anstelle der rivalisierenden Schulen und Einzelgänger tritt eine Gemeinschaft von Wissenschaftlern, die sich über die Grundlagen ihrer Arbeit einig sind. Sind anstelle der rivalisierenden Schulen und Einzelgänger bestimmte wissenschaftliche Leistungen einmal als paradigmatisch anerkannt, so eignen sich die Wissenschaftler diese Leistung an und geben sie ihren Schülern weiter. Nach Ablauf einer gewissen Zeit werden dann nur noch solche Forscher auf dem betreffenden Gebiet tätig sein, die im Geist des Paradigmas ausgebildet („sozialisiert") worden sind und die nie eine andere Konzeption kennengelernt haben. Die wissenschaftliche Gemeinschaft wird so zu einer homogenen Gruppe mit einheitlichen fachlichen Urteilen.

---

7   Thomas Kuhn: Die Struktur wissenschaftlicher Revolutionen (SWR) (suhrkamp taschenbuch wissenschaft, zweite, revidierte und mit Postskriptum von 1969 ergänzte Auflage 1976) S. 57–64.
8   G. Chr. Lichtenberg: Aphorismen, Briefe, Schriften, Hrsg. Paul Requardt, Stuttgart 1939.
9   L. Wittgenstein: Philosophische Untersuchungen, Frankfurt/M. 1971.

Der Begriff Paradigma wird als die Gesamtheit dessen bezeichnet, was eine wissenschaftliche Gemeinschaft verbindet. Dabei ist zu beachten, dass die durch das Paradigma hergestellten Gemeinsamkeiten zwischen den beteiligten Forschern auf zwei Ebenen liegen. Insofern das Paradigma einen Grundstock an wissenschaftlichen Überzeugungen über das Wesen des Forschungsgegenstandes und die methodischen Wege seiner Erfahrung bereitstellt, sind die Gemeinsamkeiten kognitiver Natur, insofern auf der Basis des Paradigmas bestimmte Beziehungen des betreffenden Wissenschaftlers entstehen, die sich von den Gemeinschaftsstrukturen der vorparadigmischen Phase des jeweiligen Fachgebiets unterscheiden, Paradigmenwandel.

Als Beispiel für die Erlangung eines Paradigmas kann folgende Geschichte dienen: Ein Vater geht erstmalig mit seinem Sohn durch einen Zoo und erklärt ihm zuvor, dass es dort Vögel gibt. Er zeigt dabei auf einen Vogel und sagt seinem Sohn, dass dies ein Schwan sei. Kurze Zeit später zeigt der Sohn auf einen Vogel und ruft: „Vati, noch ein Schwan!" Der Vater korrigiert und sagt: „Nein, das ist kein Schwan, sondern eine Gans". Beim weiteren Gehen machte der Vater beim nächsten Vogel dem Sohn klar, dass es sich um eine Ente handelt. So hat der Sohn also gelernt, dass man unter dem Paradigma Vögel sowohl einen Schwan, als auch eine Gans, als auch eine Ente versteht ([10]DEN 404 ff.).

Entscheidend für die Definition des Paradigmas ist jedoch auch, dass mit denselben methodologischen Regeln definiert wird. So können die Ergebnisse nur dann gültig sein, wenn sie intersubjektiv gewonnen und produziert werden. Im Unterschied zur Metaphysik sind die naturwissenschaftlichen Paradigmen auch prüfbar. Intersubjektivität liegt nur vor, wenn bestimmte methodologische Regeln befolgt werden, die entweder aus der Logik oder aus dem Prinzip des Empirismus entstehen. Ein Paradigma darf sich jedoch nicht in der bloßen Anwendung von Regeln manifestieren, sondern wichtig ist auch, dass es sich durch konkrete Problemlösungen weiterentwickelt. Damit tritt zugleich an die Stelle einer ausschließlich auf die logische Analyse von Aussagesystemen orientierte Wissenschaftstheorie eine historische

---

10 DEN: Thomas Kuhn: Die Entstehung des Neuen. Studien zur Struktur der Wissenschaftsgeschichte. Hrsg. v. Lorenz Krüger, Frankfurt/M., 1977, S. 404 ff.

Betrachtungsweise, die vornehmlich an den Veränderungen der Wissenschaft interessiert ist.

Kuhn hat damit eine Diskussion in Gang gebracht, die dazu geführt hat, dass in der gegenwärtigen Wissenschaftstheorie außerlogische Faktoren der Wissenschaftsentwicklung stärker berücksichtigt werden.

2. Die normale Wissenschaft

Als normale Wissenschaft bezeichnet *Thomas Kuhn* die Lösung von Grundlagenproblemen in einem Forschungsgebiet und die weitere Forschungstätigkeit in Anwendung des theoretischen und methodischen Instrumentariums. Den nachfolgenden Forschern wird die Detailarbeit zu tun übrig gelassen. Diese Arbeit findet in drei Gruppen statt, die in der präzisen Bestimmung relativer Tatsachen, gegenseitigen Anpassungen von Theorie und Tatsachen und in einer Präzisierung und Erweiterung der Theorie besteht.

Es ist nicht Ziel der normalen Wissenschaft, neue Phänomene zu finden und tatsächlich werden die nicht in die Schublade hineinpassenden oft überhaupt nicht gesehen. Normalerweise erheben die Wissenschaftler auch nicht den Anspruch, neue Theorien zu finden und oft genug sind sie intolerant gegenüber den von anderen gefundenen. Normale wissenschaftliche Forschung ist vielmehr auf die Verdeutlichung der vom Paradigma bereits vertretenen Phänomene und Theorien ausgerichtet. Es besteht der Vergleich zum Rätselraten, d.h. es werden Rätsel erraten, deren Lösung aber bereits bekannt ist. Dabei müssen zwei Voraussetzungen erfüllt sein: Erstens es muss mit Sicherheit angenommen werden können, dass das Problem lösbar ist. Viele Probleme sind einfach deshalb kein Rätsel, weil völlig dunkel ist, wie ihre Lösung aussehen könnte. So ist z.B. ein Heilmittel für Krebs nicht mehr ein Rätsel, weil es keine Lösung gibt.

Zweitens es müssen bestimmte Regeln vorliegen, durch deren Anwendung das Problem gelöst werden kann, d.h. die Mittel der Problemlösung dürfen nicht beliebig wählbar sein. Dem Forscher wird quasi vorgeschrieben, welchen Weg er zur Problemlösung einschlagen darf. Es verschwinden konkurrierende Schulen und an ihre Stelle tritt eine einheitliche wissenschaftliche Gemeinschaft. Die „reifen" Wissenschaftler entscheiden, welche Probleme sinnvoll sind und welche Lösungen angemessen sind.

Kritik gegen Kuhns Konzept der normalen Wissenschaft kam in erster Linie vonseiten der Vertreter der analytischen Philosophie. Insbesondere die Anhänger des kritischen Rationalismus haben den Vorwurf erhoben, dass die Wissenschaft nicht länger als ein rationales Unternehmen angesehen werden könne, wenn die Beschreibung Kuhns zutreffend wäre. Die Wissenschaftsauffassung des kritischen Rationalismus beruht auf dem Postulat der Falsifizierbarkeit aller wissenschaftlichen Aussagen.

In seinem 1934 veröffentlichten Hauptwerk „Logik der Forschung"[11] hatte der Begründer des kritischen Rationalismus, *Karl Popper* <Abb. 3>, den Grundgedanken entwickelt, dass positive Bestätigungen („Verifikationen") für eine Theorie durchaus kein Zeichen für ihre Wissenschaftlichkeit sein müssen, wie es die logischen Empiristen behauptet hatten. Es gibt unwissenschaftliche Theorien, die immer wieder auf Fälle verweisen, wo ihre Voraussagen (zufällig) eingetroffen sind. Und ähnlich verhält es sich mit zahlreichen anderen Pseudowissenschaften, die die Tatsachen stets so interpretieren, dass sie zu ihren theoretischen Auffassungen passen.

Der Dogmatismus dieser irrationalen Konzeptionen besteht darin, dass sie nach positiver Bestätigung nach Verifikation suchen, anstatt sich kritisch gegenüber den eigenen theoretischen Auffassungen zu verhalten. Ein Beispiel für eine Falsifizierung wäre z.B. auch, dass man von einer zweideutigen Formulierung ausgeht, sodass die Voraussage in jedem Fall durch das eintretende Ereignis bestätigt würde (Delphisches Orakel).

Die kritische Überprüfung des vorliegenden Wissens spielt in der normalen wissenschaftlichen Forschung nur eine sehr eingeschränkte Rolle. Sie bezieht sich ausschließlich auf Hypothesen, die auf der Grundlage des Paradigmas aufgestellt wurden, während das Paradigma selbst von einer solchen Überprüfung ausgenommen ist.

Nun scheint aber die normale Wissenschaft im Widerspruch zu einer anderen grundlegenden Eigenschaft der Wissenschaft, nämlich der Exaktheit, zu stehen, und zwar der Erzeugung neuen Wissens. In der Tat sind ja im Verlauf der Wissenschaftsgeschichte immer wieder völlig neue Ansichten hervorgebracht worden, sodass sich die Frage stellt, ob *Kuhns* Konzept der normalen Wissenschaft nicht konträr zu diesem innovativen Wesenszug der

---

11 Karl Popper: Logik der Forschung, Paul Siebeck Verlag Tübingen, 1971, S. 25 ff.

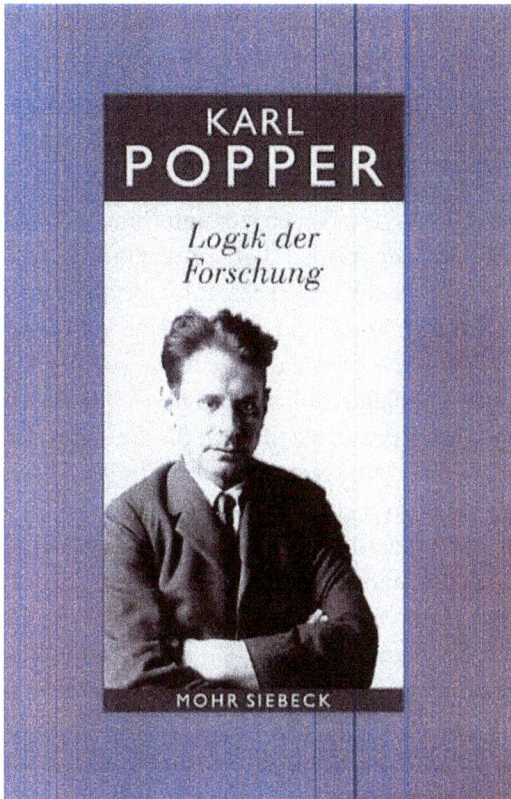

Abb. 3: Popper, Karl: Logik der Forschung, Paul Siebeck Verlag, Tübingen, 1971, S. 25 ff.

Wissenschaft steht. Denn so wie *Kuhn* die normale Wissenschaft definiert, ist sie ein „konservatives", wenn nicht gar „dogmatisches" Unternehmen. Die normale Wissenschaft strebt nicht nach neuen Tatsachen und Theorien und findet auch keine, wenn sie erfolgreich ist. Man muss sich deshalb fragen, ob eine solche konservative wissenschaftliche Praxis die Entstehung neuen Wissens nicht verhindert, sondern – das ist *Kuhns* Pointe- sogar fördert. Solange die Forscher noch „offen" gegenüber der Natur sind, wird kein Ereignis so leicht als Anomalie erscheinen und solange werden die Forscher auch keine Probleme mit der Anpassung ihrer Theorien an das neue

Phänomen haben. Liegt aber eine detailliert ausgearbeitete Theorie vor, so können schon geringe quantitative Abweichungen zwischen Prognose und Tatsache als eine unerwartete Neuheit erscheinen.

3. Paradigmenwandel

Anstatt die Entstehung des Neuen zu unterbinden und revolutionäre Umstürze im Gebäude der Wissenschaft zu verhindern, führt die normale Wissenschaft sie umso sicherer herbei. Ihr scheinbarer Konservatismus gewinnt in einer Art dialektischem Umschlag eine innovative, ja revolutionäre Funktion. Nach *Kuhn* ist es daher nicht die von den kritischen Rationalisten geforderte ständige Kritik an den herrschenden Überzeugungen, nicht die Revolution in Permanenz, die den für die Naturwissenschaften so charakteristischen Fortschritt erzeugt, sondern die grundlegende Spannung zwischen Tradition und Neuerung.

Im Gegensatz zu *Popper*, der dem Normalwissenschaftler nachsagt, er sei schlecht unterrichtet und in einem dogmatischen Geist erzogen worden, hebt Kuhn hervor, dass die Wissenschaft in allen ihren Teilen erst dann größere und raschere Fortschritte gemacht hat, als diese konvergente Ausbildung und entsprechende konvergente normale Wissenschaftsausübungen möglich geworden waren.

Während *Popper* die Falsifizierbarkeit zum Kriterium der Abgrenzung zwischen der Wissenschaft und der Gesamtheit der Pseudowissenschaften erhebt, ist es nach *Kuhn* die normale Wissenschaft, die eine reife Disziplin von ihren protowissenschaftlichen Studien unterscheidet. Permanente Revolutionen, wie sie der kritische Rationalismus fordert, sind ein Charakteristikum der Philosophie oder der Künste. Wer hier Bedeutung erlangen will, der muss in der Tat mit einer Fundamentalkritik der bisherigen Systeme und Anschauungen beginnen und selbst ein von Grund auf neues System, eine neue Anschauung und eine neue Praxis entwickeln. Permanente Kritik und ständiger Bruch mit der Tradition sind daher Entwicklungseigenschaften gerade derjenigen Gebiete, die nach kritisch rationalistischer Auffassung nicht rational und nicht wissenschaftlich sind. Andererseits haben es diese Gebiete nie zu einer den Naturwissenschaften vergleichbaren Praxis der normalen Wissenschaft gebracht. Traditionsbruch und radikaler Neubeginn kommen zwar auch in den Naturwissenschaften vor, doch stehen sie hier stets am Ende von Perioden normaler Wissenschaft, durch die sie systemisch vorbereitet wurden.

In Übereinstimmung mit *Popper* geht auch *Kuhn* davon aus, dass die Astrologie keine Wissenschaft ist. Er führt dies aber auf andere Gründe zurück. Seiner Auffassung nach geht Poppers Diagnose „die Astrologen hätten ihre Theorie der Testbarkeit entzogen, um sie vor der Falsifikation zu schützen" nach *Kuhn* fehl, weil sie übersieht, dass auch in den Wissenschaften Fehlprognosen vorkommen, ohne dass die Wissenschaftler deshalb ihre Theorien als falsifiziert betrachten. Hier führen jedoch solche Fehlprognosen zu entsprechenden Modifikationen des Paradigmas.

Ein wichtiger Unterschied zu *Popper* besteht allerdings darin, dass *Kuhn* die Normalwissenschaft nicht als ein normatives Abgrenzungskriterium verstanden wissen will. Während *Popper* die Falsifizierbarkeit als ein Postulat formuliert, d.h. von jedem wissenschaftlichen Satz Falsifizierbarkeit verlangt, verwendet *Kuhn* den Begriff der Normalwissenschaft deskriptiv. Für ihn ist die normale Wissenschaft daher vor allem die Scheidelinie zwischen Protowissenschaft und reifer Wissenschaft, die zwei Entwicklungsstadien desselben Unternehmens trennt, während *Poppers* Forderung nach Falsifizierbarkeit zwei verschiedene ja gegensätzliche Unternehmungen voneinander abgrenzt. Wissenschaft und Pseudowissenschaft, in diesem Unterschied zwischen einer normativen und deskriptiven Fassung des Abgrenzungsproblems äußern sich gegensätzliche Ansichten über die Aufgaben der Wissenschaftstheorie.

Für *Popper* stehen die Überwindung der Pseudowissenschaft und die universale Durchsetzung der einzig rationalen Vorgehensweise im Vordergrund des Interesses. *Kuhn* hingegen geht davon aus, dass die Wissenschaftstheorie zunächst die Aufgabe hat, den realen Entwicklungsprozess der Wissenschaft zu beschreiben und den zugrunde liegenden Entwicklungsmechanismus freizulegen, bevor normative Sätze formuliert werden können. Markenzeichen der Kuhnschen Konzeption sind die Kategorien „Revolution" und „Paradigma" geworden.

Schon durch den Titel des Hauptwerks von *Kuhn*: „Die Struktur wissenschaftlicher Revolutionen" (SWR) muss der Eindruck erweckt werden, dass der Revolutionsbegriff eine Fundamentalkategorie *Kuhns* sei. Es soll hier auch durchaus nicht die wichtige Rolle dieses Begriffs in Zweifel gezogen werden. Allerdings zeigt die genaue Analyse der *Kuhnschen* Argumentation, dass „Revolution" so wie dieser Begriff von ihm gedeutet wird, nicht unabhängig von „normaler Wissenschaft" ist. Die Revolution ist für *Kuhn* vielmehr eine Konsequenz der rätselhaften Tätigkeit, genauer eine Konsequenz ihres notwendigen Scheiterns. Mit vollem Recht kann *Kuhn* daher in seiner Auseinandersetzung mit Popper darauf verweisen, dass die normale Wissenschaft (sowohl beruflich als auch faktisch) Voraussetzung für die Revolution ist: „Die Existenz der Normalwissenschaft ist ein Korollarium zur Existenz der Revolutionen. Existiert sie nicht (oder wäre sie nicht wesentlich nebensächlich vom Gesichtspunkt der Wissenschaft aus), so wären auch die Revolutionen in Gefahr."

Es liegt inzwischen eine Reihe von Fallstudien vor, in denen die wissenschaftsgeschichtliche Triftigkeit der *Kuhnschen* Modelle überprüft worden ist. (Vgl. vor allem den von *Diemer*[12] herausgegebenen Sammelband; außerdem die Aufsätze von *Greene*[13] und *Hoyer*[14]).

Von verschiedenen Autoren ist darüber hinaus vor allem *Kuhns* Darstellung der kopernikanischen Revolution kritisch analysiert worden, wobei fast alle diese Studien zu dem Ergebnis kommen, dass diese Darstellung faktisch unzutreffend, zumindest aber einseitig und verkürzt ist. Vor allem sind erhebliche Zweifel an der Existenz einer vorübergehenden Krise angemeldet worden. Die Vorstellung, es habe kurz vor der Revolution eine Auseinandersetzung unter den Astronomen wegen ungelöster Rätsel stattgefunden, ist nicht zu belegen. Von einem Zerfall in Schulen kann keine Rede sein. Auch von einem partiellen Wechsel der Werkzeugausstattung ist nichts zu sehen. Neue Daten werden nicht geliefert durch den Rest der normalen Wissenschaft und außerordentliche Wissenschaft existiert nicht. Wenigstens bietet kein *Kopernikus*-Fachmann Anhaltspunkte dafür. Diese Einwände sind deshalb besonders aufschlussreich, weil *Kuhn* als Experte für die kopernikanische Revolution gelten kann, war sie doch der Gegenstand seiner ersten Buchpublikation.

---

12 Diemer, Alwin (Hrsg.): Die Struktur wissenschaftlicher Revolutionen und die Geschichte der Wissenschaften, Meisenheim am Glan, 1977.
13 Greene J. C.: The Kuhnian Paradigma and the Darwinian Revolution in Natural History. In: Roller, Duane H.D. (Hrsg.): Perspectives in the History of Science and Technology, Oklahoma, 1971.
14 Hoyer U: Theoriewandel und Strukturerhaltung. In: Philosophia Naturalis 16, 1976/77.

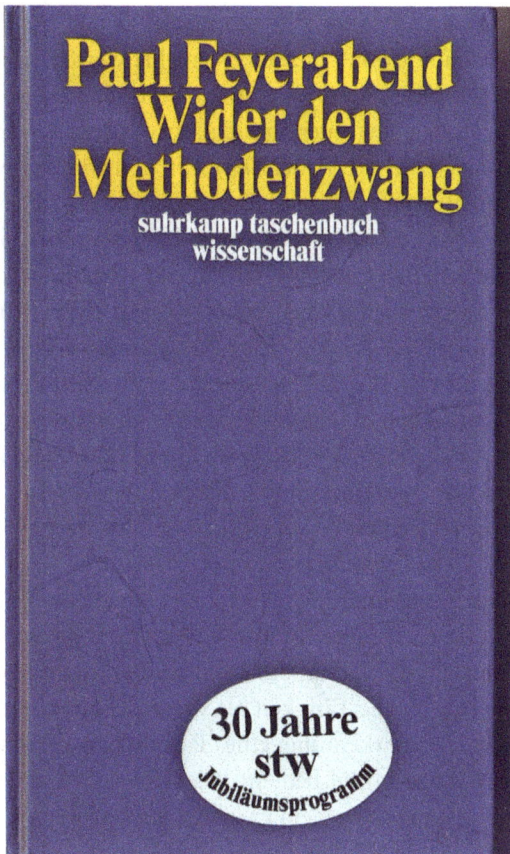

Abb. 4: Feyerabend, P.: Wider den Methodenzwang, suhrkamp taschenbuch wissenschaft, Sonderausgabe, Frankfurt/M. 1986

Außerdem führt *Kuhn* in SWR immer wieder die kopernikanische Revolution als klassisches Beispiel für wissenschaftliche Revolution überhaupt an. Stellt sich nun heraus, dass dieses klassische Beispiel in Wirklichkeit eher als Gegenbeispiel anzusehen ist, so müsste dies umso größeren Anlass für eine zurückhaltende Einschätzung der wissenschaftlichen Leistungsfähigkeit des Kuhnschen Entwicklungsmodells geben. Gerade bei *Kuhn* wird also von der Wissenschaftstheorie und besonders von allen anderen weniger kritischen Disziplinen her vorausgesetzt, dass das historische Daten- und

Faktenmaterial, das er zugrunde gelegt hat oder dem er seine Beispiele ent-
nimmt, richtig gedeutet ist und beliebig vermehrt werden kann und dass es
keine Gegenbeispiele gibt. Dieses unbedingte Vertrauen in das Basismaterial,
wohl bedingt durch das Vertrauen in die naturwissenschaftliche Methodik
ist allerdings grundsätzlich verfehlt. *Kuhns* Strukturmodell wird fälschlich
gegenüber anderen als empirisch fundiert angesehen. Auf sein Musterbeispiel
der sog. kopernikanischen Revolution wird demgegenüber hingewiesen.

Die kopernikanische Astronomie basiert auf den ptolemäischen Daten
und transformiert diese in eine konstruktiv gewonnene im Prinzip vorptole-
mäische Form der Theorie der Ausgleichsbewegung, was mit strikter Para-
digmentreue umschrieben werden müsste. Die Heliostatik ist demgegenüber
für *Kopernikus* anfänglich nebensächlich, aber physikalisch erzwungen.

Kuhn sieht nicht so sehr im Paradigma eine Gesamtheit von Theorien,
sondern in erster Linie eine bestimmte Form intellektueller Tätigkeit. Bei
der Ausübung dieser Tätigkeit bedienen sich die Wissenschaftler bestimmter
Erkenntnismittel, deren jeweilige konkrete Gesamtheit *Kuhn* unter dem
Begriff Paradigma (disziplinäre Matrix) zusammenfasst. Entscheidend ist
nun, dass nicht nur die jeweilige Art und Weise, in der die wissenschaftliche
Tätigkeit ausgeübt wird, von dem betreffenden Paradigma bestimmt wird,
sondern dass nur eine solche Tätigkeit als wissenschaftlich bezeichnet werden kann, die auf der Anerkennung eines Paradigmas beruht und sich der
von ihm bereitgestellten Mittel bedient. Das heißt aber, eine intellektuelle
Tätigkeit, die unabhängig von jedem Paradigma ausgeübt wird, ist für Kuhn
keine Wissenschaft, so etwa wie das, was ein Schneider tut, dem Nadel,
Faden und Stoff abhandengekommen sind, keine Schneiderei sein kann.

Wenn einmal ein erstes Paradigma für die Betrachtung der Natur gefunden worden ist, gibt es nicht mehr so etwas wie Forschung ohne Paradigma.
Ein Paradigma ablehnen, ohne gleichzeitig ein anderes an seine Stelle zu
setzen, heißt die Wissenschaft selbst ablehnen. Diese Auffassung ist eine
zwingende Konsequenz aus der Priorität, die *Kuhn* der wissenschaftlichen
Praxis gegenüber ihrem Produkt (den Theorien) zumisst und aus der These,
dass diese Praxis stets paradigmengeleitet ist.

Ein Wissenschaftler, der ein Paradigma aufgibt, ohne sich einem neuen
anzuschließen, würde sich damit jedweden Werkzeugs berauben, das unab-
dingbare Voraussetzung seiner Forschungstätigkeit ist. Was immer er ohne
Paradigma tun mag, es handelt sich nicht länger um Wissenschaft, sondern

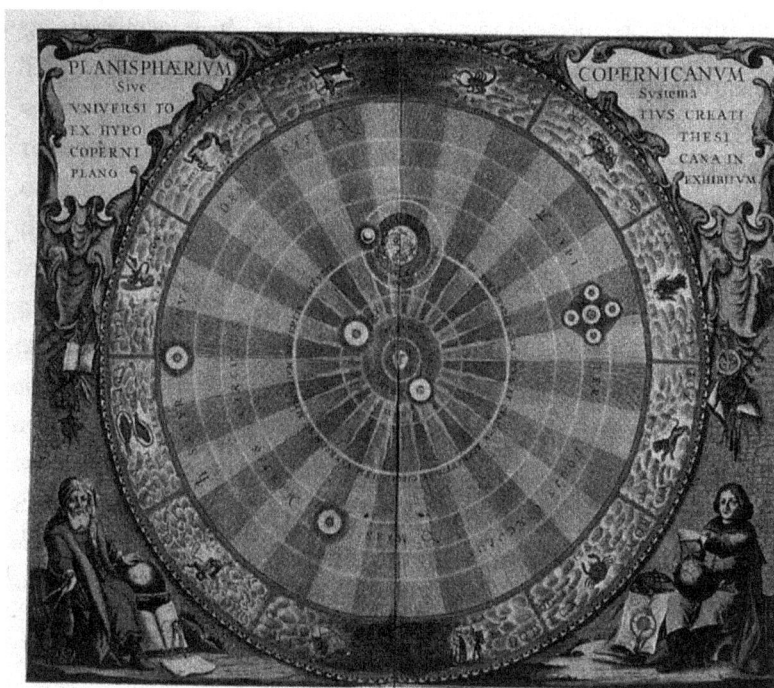

1. Copernicus' heliocentric model of the universe, showing the planets, including the earth, orbiting the sun.

Abb. 5: Das kopernikanische Weltbild Universitätsbibliothek Heidelberg, diglit/ cellarius 1661/0166

vielleicht um Philosophie, Kunst oder ganz einfach Spinnerei. Die betreffende Person wird aus der wissenschaftlichen Gemeinschaft ausgeschlossen und die Ergebnisse ihrer Arbeit werden nicht mehr zur Kenntnis genommen, denn sie sind das Produkt eines Außenseiters.

Hier setzt die Kritik des wissenschaftstheoretischen Anarchisten *Feierabend*[15] <Abb. 4> an. Wenn jede einzelne Nichtübereinstimmung ein Grund

---

15 P. Feyerabend: Wider den Methodenzwang, Skizze einer anarchistischen Erkenntnistheorie, suhrkamp taschenbuch wissenschaft, Sonderausgabe, Frankfurt/M. 1986).

für die Ablehnung einer Theorie wäre, müssten alle Theorien allezeit abgelehnt werden.

Das Prinzip der Falsifikation ist damit ad absurdum geführt. Würde es tatsächlich angewandt, so würden zwar der Dogmatismus und die Metaphysik ausgemerzt, zugleich aber auch die Wissenschaft.

Es erhebt sich dabei die Frage, warum wird der Wechsel des Paradigmas als eine Revolution bezeichnet? Den Grund für diese Bezeichnung sieht *Kuhn* in einer Parallelität zwischen politischer und wissenschaftlicher Entwicklung, die zwei wesentliche Aspekte hat. Zum einen werden sowohl politische wie wissenschaftliche Revolutionen durch das Gefühl zumindest eines Teils der jeweiligen Gemeinschaft eingeleitet, dass die herrschenden Institutionen mit den anstehenden Problemen nicht länger fertig werden. Bei der politischen und wissenschaftlichen Entwicklung ist es das Gefühl eines Nichtfunktionierens, das zu einer Krise führen kann. Die Vertreter des alten und des neuen Paradigmas verfügen nicht mehr über eine gemeinsame Verständigungsbasis. Deswegen treten in den Auseinandersetzungen über das richtige Paradigma Methoden der überredenden Argumentation an die Stelle von logischen oder empirischen Beweisen. Und zu bedenken ist, dass einerseits in allen Etappen der Wissenschaftsentwicklung neues Wissen erzeugt wird, sodass man auch im Hinblick auf das Fortschreiten der normalen Wissenschaft von Revolutionen oder Wendepunkten sprechen muss. Andererseits erfolgt in den offenkundig revolutionären Episoden der Wissenschaftsentwicklung durchaus kein totaler Bruch mit den Traditionen.

Kopernikus war z.B. in seiner Begründung des Heliozentrums <Abb. 5> sicherlich revolutionär. Mit seinem Festhalten an kreisförmigen Umlaufbahnen der Planeten und an der Vorstellung eines Mittelpunkts der Welt (Sonne) zeigte er sich allerdings antiken und mittelalterlichen Traditionen stark verhaftet. Wenn aber die normalen Perioden der Wissenschaftsgeschichte revolutionäre und die revolutionären Perioden normale d.h. konservative Züge aufweisen, dann entfällt die von Kuhn suggerierte strenge Unterscheidung zwischen beiden Perioden. Um angesichts solcher Unschärfen am Begriff der wissenschaftlichen Revolution überhaupt noch festhalten zu können, müsste dieser Begriff dahingehend präzisiert werden, dass nur im Fall eines Überwiegens der diskontinuierlichen Elemente einer Entwicklung über die kontinuierlichen Aspekte von einer wissenschaftlichen Revolution gesprochen werden darf. Damit aber wäre der Unterschied zwischen evolutionären und revolutionären Entwicklungen in der Wissenschaft auf eine bloß graduelle Abstufung reduziert. Der von Kuhn postulierte qualitative Unterschied wäre verschwunden.

Angesichts solcher Schwierigkeiten des Revolutionsbegriffs haben einige Wissenschaftstheoretiker und -historiker auf diesen Begriff völlig verzichtet. *St. Toulmin*[16] z.b. hat aus seiner Auseinandersetzung mit *Kuhns* Revolutionskonzept die Schlussfolgerung abgeleitet, dass die Entstehung neuen Wissens evolutionär erklärt werden kann und muss. Soweit die Wissenschaftstheorie und Geschichtsschreibung sich mit der Analyse des Wandels der Ideen und Theorien begnügt, mag der evolutionär-theoretische Ansatz von *St. Toulmin* durchführbar sein. Sobald aber über diese Ideen und Theorien hinaus nach den institutionellen und gesellschaftlichen Bedingungen ihrer Erzeugung gefragt wird, erweist sich auch dieses Modell als unzureichend. Betrachtet man z.b. die von *Kopernikus* eingeleitete und von Newton zu einem relativen Abschluss gebrachte Umwälzung der theoretischen und methodischen Grundlagen der Physik, so wird man hier insofern zu Recht von einer Revolution sprechen können, als diese Umwälzungen Ausdruck eines sozialen Funktionswandels der Wissenschaft waren, die in engem Zusammenhang mit der Entstehung der bürgerlichen Gesellschaft steht. Wird hier von einer wissenschaftlichen Revolution gesprochen, so ist nicht mehr nur ein qualitativer Wandel des Wissens gemeint, sondern ein solcher Wandel des Wissens, der auf eine grundlegende Umgestaltung der sozialen Strukturen bezogen ist. Die Entstehung der neuzeitlichen Wissenschaft wäre danach deshalb ein revolutionärer Prozess, weil sie der Moment eines epochalen Umbruchs in der gesellschaftlichen Entwicklung selbst war.

Für *Kuhn* sind Revolutionen tiefe Diskontinuitäten im Entwicklungsprozess der Wissenschaft. Sie stellen einen scharfen Einschnitt dar, durch den verschiedene, ja gegensätzliche Ausprägungen des wissenschaftlichen Unternehmens voneinander geschieden werden. *Kuhn* geht in der Betonung der Diskontinuität so weit, dass er von der Unvergleichbarkeit verschiedener Paradigmen spricht. Damit ist nun ein schwerwiegendes Problem aufgeworfen, wenn konkurrierende Paradigmen nicht unmittelbar miteinander

---

16 S. Toulmin: Voraussicht und Verstehen, ein Versuch über die Ziele der Wissenschaft, Frankfurt/M. 1968.

verglichen werden können. Denn dann sind die traditionellen – im Rahmen der analytischen Philosophie erarbeiteten – Konzepte des Theorienwandels nicht länger haltbar. Der Prozess des Übergangs von einem Paradigma zu einem anderen kann nicht länger durch das Prinzip der Verifikation (wie es von den Vertretern des Wiener Kreises entwickelt worden ist) oder durch das Prinzip der Falsifikation (das von *Karl Popper* und seinen Schülern vertreten wird) erklärt werden. Nach *Kuhn* weisen beide Konzepte trotz ihrer scheinbaren Gegensätzlichkeit dieselben Defizite auf.

Die wahrscheinlich bei Weitem häufigste Behauptung, die die Befürworter eines neuen Paradigmas zu dessen Gunsten anführen, ist die, dass auf seiner Grundlage alte Probleme gelöst werden können, an denen das Alte scheiterte. Doch entspricht diese Behauptung nach Kuhn meist nicht voll der Wahrheit, da die neuen Theorien meist nicht präziser und erklärungskräftiger sind als ihre Vorgänger. Dies kann zunächst auch kaum anders sein, wenngleich nämlich die neue Theorie einige Probleme gelöst haben mag, an denen ihre Vorgängerin gescheitert ist, so werden dem in der Regel andere Probleme entgegenstehen, die diese Vorgängerin besser oder genauer zu erklären vermag. Die neue Theorie entspringt ja nicht mit einem Schlag voll artikuliert dem Gehirn ihres Schöpfers, sondern wird in vielen Bereichen noch skizzenhaft sein, sodass auch ein in der Krise befindliches Paradigma ihr noch in einigen Bereichen überlegen sein kann. Im Hinblick auf die Problemlösungsfähigkeit wird zwischen rivalisierenden Theorien daher oft eine Art Gleichgewicht bestehen, das natürlich zunächst das traditionelle Paradigma begünstigt. Kurz, wenn ein neuer Paradigma-Kandidat von Anfang an dem Urteil praktisch nüchterner Leute unterläge, die nur die relative Problemlösungsfähigkeit untersuchten, dann würden die Wissenschaftler sehr wenig größere Revolutionen erleben.

Kuhns Deutung des Paradigmenwandels als eines Prozesses, dessen Ausgang nicht durch Regeln entschieden werden kann, ist auf heftige Proteste auf Seiten der analytischen Wissenschaftstheorie gestoßen.

Nach *I. Lakatos*[17] hat *Kuhn* eine höchst originelle Vision eines irrationalen Wechsels rationaler Autorität produziert. Die wissenschaftliche

---

17 Lakatos, Imre: Falsifikation und die Methodologie wissenschaftlicher Forschungsprogramme. In: Kritik und Erkenntnisfortschritt, Braunschweig 1947, S. 89–189.

Revolution erscheint in seiner Darstellung als eine Art religiösen Wandels, bzw. ein Akt mystischer Bekehrung und nach *I. Scheffler*[18] ist Kuhns Bild wissenschaftlicher Revolutionen ungefähr das einer Epidemie. Nimmt man hinzu, dass schon die normale Wissenschaft für viele Wissenschaftstheoretiker ein Gräuel gewesen ist, war *Kuhns* Konzeption nach einem Wort von *W. Stegmüller*[19] die größte existierende Herausforderung an die gegenwärtige Wissenschaftstheorie.

Kuhns Wissenschaftsauffassung hat die meisten Philosophen, die von seinen Ideen Kenntnis genommen haben, mit sprachlosem Entsetzen erfüllt. Denn diese Auffassung scheint auf eine Bestreitung der Grundvoraussetzung aller Wissenschaftstheorie hinauszulaufen, nämlich, dass die Naturwissenschaften ein rationales Unterfangen darstellen.

Es liegt auf der Hand, dass diese soziologische Deutung des Rationalitätsproblems mehr Fragen aufwirft, als sie beantworten kann. Ob die Isolierung wissenschaftlicher Gemeinschaften von gesellschaftlichen Einflüssen tatsächlich so absolut ist, wie *Kuhn* voraussetzt, muss wohl bezweifelt werden und im Hinblick auf die fachlichen Werte ist es *Kuhn* selbst, der immer wieder betont, wie unscharf sie sind und wie wenig sie eine konkrete Entscheidung zu determinieren vermögen.

4. Das Problem der Inkommensurabilität[20]

Mit der These der Inkommensurabilität ist gemeint, dass verschiedene Paradigmen unvereinbare Systeme der Naturerscheinung darstellen und dass es keine Möglichkeit gibt, verschiedene Paradigmen direkt und exakt miteinander zu vergleichen. Im Hinblick auf die Problemlösungsnormen erweisen sich aufeinander folgende Paradigmen daher als grundsätzlich verschieden. Und nimmt man die oben konstatierte Bedeutungsverschiebung, sowie die Veränderung in der Problemdefinition hinzu, so zeigt sich, dass die Annahme eines neuen Paradigmas oft eine neue Definition der

---

18 Scheffler, Israel: Wissenschaft: Wandel und Objektivität. In: TDW, S. 137–166.
19 Stegmüller, Wolfgang: Probleme und Resultate der Wissenschaftstheorie und analytischen Philosophie, 2. Band, Berlin/Heidelberg/New York, 1973, S. 195–207.
20 Nach K. Bayertz: Wissenschaftstheorie und Paradigmabegriff (Sammlung Metzler Band 202, 1981), S. 77–105.

entsprechenden Wissenschaft erfordert. Dazu kommt, dass in verschiedenen Paradigmen sich Begriffe so verwandeln, dass sie nicht mehr die gleiche Bedeutung haben und somit als neue Paradigmen nach einem Paradigmenwandel angesehen werden müssen. Auch verschiedene Weltbilder, die beim Paradigmenwechsel entstehen, rechtfertigen, dass man von einem Paradigmenwandel sprechen kann. Die Begriffsänderung kann so groß sein, dass man sich nahezu auf einem anderen Gebiet oder einem anderen Planeten befindet. Ein Beispiel für die veränderten Weltbilder sind die „Umkippbilder", die unterschiedliche Tiere (Ente oder Hase) <Abb. 6> ergeben.

Auch ist zu berücksichtigen, dass bei der Entstehung eines Paradigmas die Forscher im Labor bestimmte Methoden anwenden, um zu bestimmten Ergebnissen zu kommen. Eine andere Forschungsgruppe, die andere Methoden hat und andere Erkenntnisse gewinnt, unterscheidet sich damit von dem vorangegangenen Paradigma und man geht dann in diesem Zusammenhang von einem Paradigmenwandel aus.

Was ein Mensch sieht, d.h. von welchem Paradigma er ausgeht, hängt sowohl davon ab, worauf er blickt wie davon, worauf er zu sehen ihn seine visuelle Erfahrung gelehrt hat. *Kuhn* spricht hier von paradigmageleiteten Wahrnehmungen.

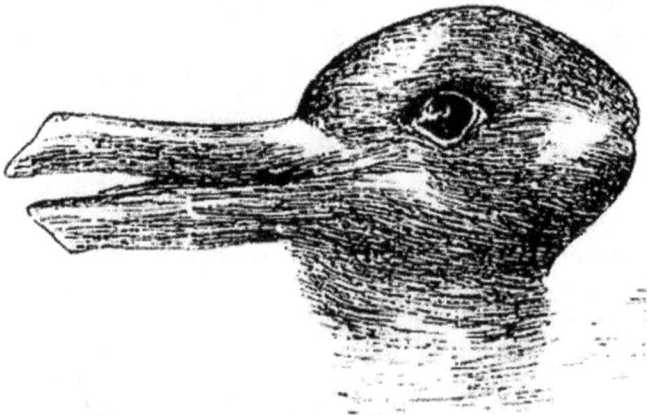

Abb. 6: Umkippbild (aus: Wittgenstein, Ludwig: Philosophische Untersuchungen. Frankfurt/Main 1969, Teil II, Abschnitt XI)

Dass ein Paradigmenwandel nicht unbedingt notwendig ist, zeigt sich auch daran, dass Tatsachen, die im Rahmen eines bestimmten Paradigmas entdeckt wurden, auch von Vertretern anderer Paradigmen anerkannt und zur Grundlage ihrer Arbeit gemacht wurden.

Sicherlich ist *Kuhn* insoweit zuzustimmen, als sich im Zuge eines Paradigmawechsels die Gewichtung der Tatsachen verschieben kann, dass bestimmte Beobachtungsresultate, denen zuvor keine Beachtung geschenkt wurde, plötzlich eine Schlüsselstellung in der empirischen Begründung der neuen Theorie einnehmen können (und umgekehrt). Die radikale These von der völligen Paradigma-Abhängigkeit der Erfahrung aber lässt sich nicht aufrechterhalten.

Bis zum Erscheinen von *Kuhns* SWR galt es in verschiedenen wissenschaftstheoretischen Positionen als selbstverständlich, dass die Entwicklung der Wissenschaft kumulativ verläuft. Im Rahmen dieses Modells erschien die Geschichte der Wissenschaft als ein Prozess der Anhäufung (Kumulation) wahren Wissens, der graphisch in einer kontinuierlich aufsteigenden Linie dargestellt werden konnte, die den Fortschritt der Erkenntnis versinnbildlicht (*Nowotny*,[21] *Lejkin*[22]). Ausgehend von diesem Modell fortschreitenden Wachstums wurde das Verhältnis aufeinander folgender Theorien als das der logischen Inklusion gedeutet.

Wenn die Theorie A durch die Theorie B abgelöst wird, so wird A nicht vollständig verworfen, sondern als ein Spezialfall von B in B aufgenommen. Nach dem Paradigmawechsel erscheint A damit als eine Teiltheorie von B und umgekehrt schließt B dann A ein. Das setzt natürlich voraus, dass B alle Probleme erklärt, die auch A erklären konnte, dass der Anwendungsbereich von B aber über den von A hinausgeht. In einem solchen Fall wurde von der Reduktion der Theorie A auf die Theorie B oder von einer Erklärung der Theorie A durch die Theorie B gesprochen (*Nagel*[23]).

---

21 Nowotny, Helga: On the Feasibility of a Cognitive Approach to the Study of Science. In: Zeitschrift für Soziologie 2, 1973, S. 282–296.

22 Lejkin, E. G.: Zur Kritik der kumulativen Konzeption der Wissenschaftsentwicklung. In: Kröber et al. (Hrsg.): Wissenschaft, Studien zu ihrer Geschichte, Theorie und Organisation, Berlin (DDR) 1972, S. 152–213.

23 Nagel, Ernest: The Structure of Science. Problems in the Logic Scientific Explanation, London 1974, S. 336–397.

Als Standardbeispiel einer solchen Reduktion und Erklärung wurde von den Vertretern des kumulativen Modells immer wieder die Beziehung zwischen der *Newtonschen* Dynamik und der *Einsteinschen* Relativitätstheorie angeführt. *Newtons* Theorie hat demnach eine Erklärung geliefert, von der man zunächst annahm, dass sie für alle dynamischen Phänomene gültig sei. Aus *Einsteins* Relativitätstheorie aber wissen wir heute, dass die *Newtonschen* Gesetze nur für Phänomene gelten, bei denen die auftretenden Geschwindigkeiten wesentlich geringer sind als die Lichtgeschwindigkeit. Zugleich aber bestätigt die Relativitätstheorie, dass die *Newtonsche* Theorie ausgezeichnete Näherungslösungen für solche langsamen Phänomene liefert. Wir haben damit eine allgemeine *Einsteinsche* und eine spezielle *Newtonsche* Theorie und alle Aussagen der speziellen Theorie können aus der allgemeinen abgeleitet werden.

Die *Newtonsche* Theorie ist daher durch *Einstein* nicht falsifiziert, sondern in ihrem Anwendungsbereich eingeschränkt worden, sodass sie heute als Spezialfall der Relativitätstheorie gelten kann. Der Entwicklungsprozess der Wissenschaft erscheint somit als ein Fortschreiten zu Theorien mit immer größeren Anwendungsbereichen, d.h. zu Theorien von immer größerer Allgemeinheit, die die vorangehenden Theorien als Spezialfälle enthalten.

Es bedarf keiner weiteren Erklärung, dass dieses Modell der Wissenschaftsentwicklung als eines kontinuierlichen Wachstums nach Kuhns Überzeugung völlig irreführend ist. Es übersieht den fundamentalen Umstand, dass eine beliebige Theorie A nicht auf eine andere Theorie reduziert werden kann.

Das kumulative Modell scheitert Kuhn zufolge am Problem der Inkommensurabilität. Wenn die angebliche Kumulation der Wissenschaftsentwicklung aber tatsächlich eine Illusion ist und wenn wissenschaftliche Revolutionen tatsächlich die Bedeutung haben, die *Kuhn* ihnen beimisst, dann fragt sich, warum das kumulative Modell solange von Praktikern und Theoretikern der Wissenschaft akzeptiert werden konnte.

Kuhn beantwortet diese Frage mit dem Hinweis auf eine durch das Wesen der Wissenschaft bedingte „Unsicherheit der Revolutionen" (Kapitel 11 Struktur wissenschaftlicher Revolutionen = SWR).

Sowohl die Forscher selbst als auch die Wissenschaftstheoretiker machen sich ihr Bild von der Wissenschaft letztlich auf der Grundlage der Lehrbücher

des betreffenden Fachs. Diese Lehrbücher spielen in der fachlichen Sozialisation angehender Wissenschaftler eine Schlüsselrolle. Aus ihnen lernen die
Studierenden das Paradigma kennen, das die Grundlage ihrer künftigen Arbeit
sein wird.

Kuhns Kritik an der Vorstellung einer linearen Anhäufung einzelner wahrer
Erkenntnisse ist insoweit berechtigt, als sie auf die wichtige Dimension der
Diskontinuität in der Wissenschaftsentwicklung aufmerksam macht und die
kritische Funktion wissenschaftlicher Neuerungen hervorhebt. Andererseits
aber geht *Kuhn* in der Betonung der Diskontinuität zweifellos zu weit.

Die Inkommensurabilitätsthese führt ihn zu einem Modell der Aufeinan-
derfolge von isolierten Theorien, die durch keinerlei roten Faden mehr verbunden sind. Dabei wird aber der elementare Umstand unterschlagen, dass
die zeitlich aufeinanderfolgenden Theorien genetisch miteinander verbunden
sind. Die wissenschaftliche Arbeit beginnt niemals an einem Nullpunkt oder
in einem Vakuum, sondern knüpft an einen Stand der Erkenntnis an, den ihr
die vorangegangene wissenschaftliche Arbeit hinterlassen hat. Auch diejenigen Forscher, die diese Hinterlassenschaft kritisch betrachten, kommen doch
nicht umhin, sie zum Ausgangspunkt ihrer Forschung zu nehmen. Um ein
neues Wissen erzeugen zu können, müssen sie sich zunächst des alten Wissens
bedienen. Wenn aber in die Produktion des neuen Wissens die Reproduktion
des Alten notwendigerweise eingeht, so ergibt sich zwischen beiden ein enger
genetischer Zusammenhang.

Wissenschaftliche Revolutionen fallen nicht aus diesem Rahmen heraus –
im Gegenteil, auch in der Wissenschaft sind Revolutionen „Lokomotiven
der Geschichte", Prozesse höchster Fortentwicklungsintensität. Das Auftreten neuen Wissens ist ein gerichtetes Ereignis, ein Vektor, der vom Alten
ausgeht (*Laitko*,[24] S. 179). Damit gewinnt die Wissenschaftsentwicklung
eine wesentliche kumulative Dimension. Wissenschaftliche Neuerungen
haben neben ihrer negativen (kritischen) auch eine positive (bestätigende)
Seite, indem sie Teile des alten Wissens in aufgehobener Form in sich aufnehmen.

---

24 Laitko, Hubert: Die Philosophie Carnaps. Wien/New York 1970.

Entgegen der Annahmen *Kuhns* erweisen sich nämlich die empirischen Daten auch in wissenschaftlichen Revolutionen als durchaus stabil und werden daher von der nachfolgenden Theorie übernommen (*Krüger*,[25] Kontinuität sowie Bedeutung S. 221–226). Darüber hinaus zeigt sich aber auch, dass ein Paradigmawechsel in der Wissenschaft durchaus nicht notwendig zur Verwerfung der alten Theorie führen muss. Die vollständige Verdrängung der alten Theorie durch die neue kommt in der Wissenschaftsgeschichte zwar vor, ist aber durchaus nicht die Regel. Zumindest in den reifen Wissenschaften existiert die alte Theorie auch nach einer Revolution weiter. Es gibt nach wie vor Wissenschaftsgemeinschaften, die sich dieser Theorien als Paradigma bedienen. Allerdings mögen sie außerhalb der spektakulären theoretischen Fronten der Wissenschaftsentwicklung angesiedelt sein.

Auf die Entwicklung dieser Fronten hat *Kuhn* offenbar unter dem Eindruck der Umbrüche der Physik dieses Jahrhunderts allein sein Augenmerk gerichtet. So stellt er fest, dass die Relativitätstheorie die *Newtonsche* Theorie verdrängt hat. Er übergeht aber, dass die klassische Mechanik ihre paradigmatische Bedeutung sehr wohl behalten hat, wenn auch – für eine sehr viel mehr technikorientierte Forschungsrichtung (*Böhme*[26] u. a. S. 206).

In solchen Fällen besteht zwischen den historisch aufeinanderfolgenden Theorien eine Beziehung der Korrespondenz. Die fortgeschrittenere Theorie schließt ihren Vorgänger als Grenz- oder Spezialfall ein (vgl. ausführliche Darstellung *Krajewski*[27]). Auf diese Weise ergibt sich eine Konzeption der Wissenschaftsentwicklung, die zwar Diskontinuitäten nicht ausschließt, andererseits aber auch das kumulative Moment berücksichtigt, insofern sie den wichtigen Tatbestand zum Ausdruck bringt, dass eine stufenweise Erkundung der Welt und der jeweiligen Theoretisierung und empirischen Beglaubigung eines Teils oder Teilaspektes der einzig gangbare Weg der Forschung ist. Auf diesem ergibt sich aber ein Theoriengefüge, dessen

25 Krüger, Lorenz: Wissenschaftliche Revolution und Kontinuität der Erfahrung. In: Neue Hefte der Philosophie 6/7, 1974, S. 221–226).
26 Böhme, Gernot, van den Daele, Wolfgang: Erfahrung als Programm. In: Experimentelle Philosophie, Frankfurt/M. 1977, S. 206).
27 Krajewski, Wladyslaw: Correspondence Principle and Growth of Knowledge Dordrecht/Boston, 1977.

höherstufige Teile ihren empirischen Bezug durch den Anschluss an nie-
derstufigere und einfachere erhalten, unbeschadet der Möglichkeit, dass
sie diese im Prinzip korrigieren. Sie können dies auch bei der hier vorgeschlagenen Auffassung, doch nur deshalb, weil sie die Vorgänger außerdem
auch bewahren und die Aufgaben der Welterklärung gerade mittels dieser
erledigen (*Krüger*, Kontinuität[28] S. 17).

Erst wenn die von Kuhn vorgenommene Verabsolutierung der Diskontinuität aufgegeben und die kumulative Dimension wissenschaftlicher Revolutionen erkannt wird, bekommen die Begriffe der Entwicklung und des
Fortschritts der Wissenschaft einen inhaltlich bestimmten Sinn.

Die These von der Inkommensurabilität stellt gewissermaßen den philosophischen Knoten dar, in dem die verschiedenen Fäden der Argumentation
Kuhns zusammenlaufen. Und sie gehört zu jenen Behauptungen Kuhns,
die auf den schärfsten Widerspruch fast aller seiner Kritiker getroffen sind.
Wir müssen uns der Auseinandersetzung mit dieser These daher besonders
aufmerksam widmen.

Geht man von der realistischeren Annahme aus, dass die Wissenschaftler
sich bei ihrer Tätigkeit nicht von einem einzigen homogenen und geschlos-
senen Paradigma leiten lassen, sondern in verschiedenen Paradigmen von
unterschiedlichem Allgemeinheitsgrad bewegen, so wird die Inkommensurabilität erheblich relativiert, denn eine theoretische Neuerung, die in ihrem
Spezialbereich einen Bruch mit dem bisherigen Paradigma darstellt, kann
(oder muss) der Perspektive eines übergeordneten Paradigmas durchaus
nicht als revolutionär erscheinen (*Austin*, S. 211[29], *Amsterdamski*[30], S. 123).

Ein hierarchisches Modell kognitiver Orientierungselemente (= Paradigmen) hat *P. Weingart*[31] entwickelt. Hier wird von einer allgemeinen Ebene
von Worten und Überzeugungen ausgegangen, deren Geltungsbereich

---

28 Krüger, Lorenz: DEN: Wissenschaftliche Revolutionen und Kontinuität der
   Erfahrung. In: Neue Hefte für Philosophie, 6/7 (1974), S. 1–26.
29 Austin, William H.: Paradigms, Rationality and Partial Communication.
   In: Zschr. F. allgemeine Wissenschaftstheorie III/2, 1972, S. 211.
30 Amsterdamski, Stefan: Between Experience and Metaphysics (Dordrecht/Boston
   1975), S. 123.
31 Weingart, Peter: Paradigmastruktur und wissenschaftliche Gemeinschaft – das
   Problem wissenschaftlicher Entwicklung, In: Wissensproduktion und soziale
   Struktur, Frankfurt/M. 1976, S. 33–92.

mehrere Disziplinen, wenn nicht die gesamte Wissenschaft umfasst und die nur in sehr großen Intervallen dem historischen Wandel unterworfen sind. Zu denken ist dabei z.B. an die Überzeugung einer grundsätzlichen Ordnung der Natur, die in Theorien dargestellt werden kann.

Zur Inkommensurabilität führt *Kuhn* aus, dass die Hypotenuse eines gleichschenklig rechtwinkligen Dreiecks inkommensurabel ist mit seiner Seite, aber die beiden können mit jedem gewünschten Präzisionsgrad miteinander verglichen werden. Was fehlt, ist nicht die Vergleichbarkeit, sondern eine Längeneinheit, mit deren Hilfe beide exakt und direkt gemessen werden können. „Als ich den Begriff der Inkommensurabilität auf Theorien anwandte, hatte ich nur darauf insistieren wollen, dass es keine gemeinsame Sprache gibt, in der beide voll ausgedrückt werden können und die daher für einen Punkt-für-Punkt-Vergleich zwischen ihnen benutzt werden kann", so *Kuhn*.

Die Vorstellung eines Paradigmas kann man in etwa mit dem *Platonschen* Höhlengleichnis aus „Der Staat" vergleichen. Menschen werden mit Sklaven verglichen, die gefesselt im Inneren einer Höhle sitzen und mit dem Rücken zum Eingang auf die Rückwand der Höhle blicken. Vor dem Eingang werden nun Gegenstände vorbeigetragen, die ihre Schattenbilder auf die Rückwand werfen. Die Sklaven halten diese Schattenbilder für die wirklichen Dinge, bis einer seine Fesseln lösen, die Höhle verlassen und den andern mitteilen kann, dass sie in Wahrheit nicht die wirklichen Dinge, sondern deren Schattenbilder gesehen haben.

In derselben Situation befinden sich die Anhänger eines bestimmten Paradigmas. Auch sie sehen nicht die wirkliche Welt, sondern ein Erscheinungsbild der Wirklichkeiten, das sich ergibt, wenn man die wirklichen Dinge durch die Brille des Paradigmas anschaut. Es muss erst ein junger und noch nicht vollständig im Bann des Paradigmas stehender Forscher kommen, die Welt unter einem neuen Blickwinkel betrachten und seinen Kollegen mitteilen, dass dieser neue Blickwinkel möglicherweise eine bessere kognitive Perspektive bietet. Der Unterschied besteht darin, dass in *Platons* Höhlengleichnis derjenige, der die Höhle verlassen hat, mit den wirklichen Dingen, wie der Realität an sich in Kontakt gekommen ist, und so eine absolute Wahrheit aufgedeckt hat. In Kuhns Theorie aber gibt die wissenschaftliche Revolution niemals den Blick auf die Realität an sich frei, sondern etabliert ein neues Paradigma mit einem neuen Blickwinkel auf die wirklichen Dinge, der ebenso „gefärbt" ist wie der zuvor.

Um an *Platons* Gleichnis zu bleiben, nach *Kuhn* können die Wissenschaftler die Höhle nicht verlassen, sondern lediglich in eine andere Höhle überwechseln. Mögen die Schattenbilder vielleicht jetzt auch schärfer sein als in der Höhle zuvor, einen Zugang zu den Dingen selbst haben die Wissenschaftler auch in der neuen Höhle nicht gewinnen können (*Amsterdamski S., S.* 118[32]).

Kuhn bestätigt diese Diagnose, wenn er zwar die Möglichkeit eines Ausbruchs aus dem vorhandenen Rahmen koinzidiert, andererseits aber darauf besteht, dass das Herausbrechen aus dem einen Rahmen zugleich das Hineinbrechen in einen anderen ist (BMK S. 234 ff.[33]).

Kuhn geht auch davon aus, dass alle grundlegenden Begriffe der Wissenschaftstheorie eine konstitutive soziologische Bedeutung haben. Am offenkundigsten ist dies bei den Begriffen Paradigma und normale Wissenschaft, dient aber auch für die Begriffe Krise oder Revolution nicht minder. Dies bedeutet, dass alle Mitglieder einer wissenschaftlichen Gemeinschaft über ein identisches Weltbild verfügen, da die einzig gültige Sichtweise auf die Natur festliegt. Normale Wissenschaft wird daher erst möglich, wenn alle Elemente eines gültigen Paradigmas eine starke normative Bedeutung bekommen. Und diese normative Bedeutung bekommen sie, indem sie im Rahmen der fachlichen Sozialisation „durch Zucht und Dressur in die psychologische Ausrüstung der zugelassenen Mitglieder einer wissenschaftlichen Gruppe eingeimpft werden".

Der wissenschaftstheoretische Soziologismus wird nicht auf seinen Gegenstandsbezug, sondern auf den Mechanismus einer fachlichen „Zucht und Dressur" zurückgeführt.

Kuhn hat nie Zweifel daran gelassen, dass für ihn Wissenschaft im strengen Sinn des Wortes nur diejenigen intellektuellen Disziplinen sind, deren Entwicklungsmuster mit dem Namen Fortschritt charakterisiert werden kann. Von Fortschritt sollte deshalb nur dort gesprochen werden, wo nicht

---

32 Amsterdamski, Stefan: Between Experience and Metaphysics (Dordrecht/Boston 1975), S. 118.
33 Kuhn, Thomas: BMK = Bemerkungen zu meinen Kritikern. In: Lakatos, Imre et al. (Hrsg.) Kritik und Erkenntnisfortschritt, Braunschweig, 1974, S. 234 ff.

nur Ergebnisse erfolgreicher schöpferischer Arbeit vorliegen, sondern wo diese darüber hinaus auch unumstritten sind, d.h., wo intersubjektiv gültige Ergebnisse erfolgreicher schöpferischer Arbeit produziert werden. In der Philosophie, die solche intersubjektiv gültigen Ergebnisse nicht kennt, kann daher in dem spezifizierten Sinn nicht von Fortschritt gesprochen werden.

Woraus auch der wissenschaftliche Fortschritt bestehen mag, wir können über ihn nur dann berichten, wenn wir die Natur der wissenschaftlichen Gruppe prüfen. Wir müssen entdecken, was diese Gruppe schätzt, was sie duldet und was sie verachtet. Dieser Standpunkt von *Kuhn* selbst sagt, er sei seinem Wesen nach soziologisch, impliziert seinem Selbstverständnis nach allerdings keineswegs, was seine Gegner ihm vorgeworfen haben, dass jede beliebige Theorie akzeptiert werden kann, wenn sie nur eine Mehrheit in der wissenschaftlichen Gemeinschaft findet oder, wenn sie gar durch Druck durchgesetzt wird. Eine solche Interpretation, nach der in der Naturwissenschaft Macht Recht schafft, würde nach *Kuhn* das Wesen der fachlichen Autorität verkennen, die der oberste Richter bei der Wahl zwischen verschiedenen Paradigmen ist. Eine Revolution, die allein auf Autorität und Macht, insbesondere auf nichtfachliche Autorität und Macht zurückgeht, ist zwar immer noch eine Revolution aber keine wissenschaftliche Revolution.

Kuhn hält für die Existenz der Wissenschaft folgende Kriterien für entscheidend:

1. Die Wissenschaftler müssen sich um die Lösung von Problemen mühen, die das Verhalten der Natur betreffen.
2. Es muss sich dabei um Detailprobleme handeln, d.h. nicht um globale Entwürfe. (Sie bleiben der Philosophie überlassen).
3. Die Lösungskriterien dieser Detailprobleme dürfen nicht individueller Art sein, sondern müssen kollektiv sein.
4. Die Gemeinschaften, die solche Lösungskriterien teilen, müssen wohl definierte Gemeinschaften der Fachgenossen sein.
5. Diese fachlichen Gemeinschaften dürfen als einzige Instanz für alle fachlichen Entscheidungen kompetent sein.

Während *Kuhn* zunächst noch davon ausgegangen war, dass sich alle Kriterien, die die Wissenschaftler ihren Entscheidungen zugrunde legen, von einem bestimmten Paradigma herleiten, sieht er sich nun gezwungen überparadigmatische Werte einzuführen, durch die gewährleistet wird, dass sich Fortschritt nicht auf die Entwicklung innerhalb eines Paradigmas beschränkt, sondern auch den Paradigmenwechsel bestimmt. Mit diesen Werten verlässt Kuhn aber offenbar gerade jenen seiner Meinung nach einzig möglichen Standpunkt in der Frage des Fortschrittsproblems, den Standpunkt der Soziologie. Mit der Einführung überparadigmatischer Werte durch die Kritik von *King*[34] koinzidiert *Kuhn* unfreiwillig, dass es keine rein soziologische Begründung des wissenschaftlichen Fortschritts geben kann.

Die Idee eines wachsenden Wahrheitsgehaltes der wissenschaftlichen Theorien lehnt *Kuhn* ausdrücklich ab. Der einzige Sinn, den er dem Begriff „Fortschritt" zu geben vermag, bezieht sich auf die Verbesserung der Theorien als Werkzeuge der normalwissenschaftlichen Problemlösung.

In den Wissenschaften braucht es keine andere Art des Fortschritts zu geben. Um es genauer zu sagen, wir müssen vielleicht die – ausdrückliche oder unausdrückliche – Vorstellung aufgeben, dass der Wechsel der Paradigmata die Wissenschaftler und die von ihnen Lernenden näher und näher an die Wahrheit heranführt. *Kuhn* übersieht dabei allerdings, dass diese von ihm kritisierte Vorstellung grundlegende Bedeutung für die Wissenschaft besitzt. Der erkenntnistheoretische Status wissenschaftlicher Theorien erschöpft sich nicht darin, dass sie den Rätsellösungen mehr oder weniger gute Instrumente in die Hand geben, mit denen diese die Natur überlisten und ihre Rätsel lösen können. Jede wissenschaftliche Theorie tritt vielmehr mit dem Anspruch auf, die Realität adäquat abzubilden und der Wahrheit zumindest nähergekommen zu sein als die verfügbaren anderen Theorien. Dieser Wahrheitsanspruch ist keineswegs eine erkenntnistheoretisch naive Illusion sondern lässt sich durch eine philosophisch unvoreingenommene Betrachtung der Wissenschaftsgeschichte ohne Weiteres plausibel machen.

Vor langer Zeit verglich *Leibnitz*[35] den Versuch, die Gesetze der Natur durch Reflexion auf die Phänomene zu entdecken mit dem Versuch, die Regeln zu entdecken, nach denen eine Botschaft in einem Text verschlüsselt

---

34 M.D. King: Vernunft, Tradition und die Fortschrittlichkeit der Wissenschaft. In: P. Weingart (Hrsg.) Wissenschaftssoziologie, Bd. 2, Frankfurt, 1974), S. 39–75.
35 Shimony, Abner: Comments on two Epistemological Theses of Thomas Kuhn. In: Cohen, R.S. u.a. (Hrsg.) Essays in Memory of Imre Lakatos. Dordrecht/ Boston 1976, S. 578.

wurde. Angenommen wir haben einen solchen Text und nach zahllosen Versuchen ist die probeweise Entzifferung immer klarer geworden. Dieser Erfolg könnte lediglich eine Serie von Zufällen sein, sodass die probeweise Entzifferung völlig auf der falschen Fährte ist. Aber es ist irgendwie plausibler, dass eine gute Annäherung an die richtigen Regeln der Verschlüsselung gefunden wurde, als dass die lange Reihe von Erfolgen zufällig ist.

Kuhns These, dass die Wahrheit für den Fortschritt der Wissenschaft keine Rolle spielt, ist mit der Ansicht vergleichbar, dass eine fortschreitende klarere Entzifferung möglich ist, auch wenn weder eine ursprüngliche Botschaft noch Regeln der Verschlüsselung existieren. Mit anderen Worten, wenn im Verlauf der Wissenschaftsgeschichte die prognostische Exaktheit, die heuristische Fruchtbarkeit und die Erklärungskraft der verfügbaren Theorien zunehmen, so lässt dies den Rückschluss zu, dass der Realitätsgehalt dieser Theorien gewachsen ist. Indem *Kuhn* diesen Zusammenhang zwischen dem instrumentellen Fortschritt der Wissenschaft (d.h. der wachsenden Problemlösungsfähigkeit der Theorien) und ihrem substanziellen Fortschritt (d.h. ihrer Verbesserung als Darstellung der Natur) zerstört, legt er keineswegs den Grundstein für eine „verfeinerte Lösung des Fortschrittsproblems in den Wissenschaften", sondern amputiert die Wissenschaftsentwicklung um ihre erkenntnistheoretisch entscheidende Dimension. Entgegen der Versicherung, mit der Eliminierung des Realitätsbezugs geht nichts verloren, „das zur Erklärung der Eigenart und der Entwicklung der Wissenschaften erforderlich ist", zeigt sich bei näherer Betrachtung nämlich, dass *Kuhns* Wissenschaftsmodell vor der selbst gesetzten Aufgabe gescheitert ist.

Hatte er den Fortschritt zunächst als definitorisches Merkmal der Wissenschaft bezeichnet und die Frage gestellt „Warum ist der Fortschritt ein fast ausschließliches Vorrecht jener Tätigkeiten, die wir Wissenschaft nennen?", so stellt er später die Frage „Ist es nun nicht möglich oder sogar wahrscheinlich, dass die zeitgenössischen Wissenschaftler weniger Kenntnisse über ihre gegenwärtige Welt besitzen als die Wissenschaftler des 18. Jahrhunderts über die damalige Welt. Man darf nicht vergessen, dass die wissenschaftlichen Theorien nur hier und da sich mit der Natur berühren. Sind nun die Lücken zwischen diesen Berührungspunkten nicht größer und zahlreicher jetzt als sie jemals in der Vergangenheit waren?"

III. Der Paradigmenwandel in der Medizin

Kuhns These ist somit, dass der Fortschritt in der Wissenschaft sich nicht durch kontinuierliche Veränderung, sondern durch revolutionäre Prozesse vollzieht. Ein bisher geltendes Erklärungsmodell wird verworfen und durch ein anderes ersetzt.

1962 veröffentlichte *Thomas Kuhn* sein Buch: „Die Struktur wissenschaftlicher Revolutionen". Er führte hier den Begriff des Paradigmas und des Paradigmenwandels ein. Dem entgegen steht die klassische Auffassung der evolutionären Entwicklung durch Akkommodation tiefer reichender und präziserer Informationen. Es liegt somit ein Gegensatz von revolutionärer Entwicklung und evolutionärer Entwicklung durch kumulative Weiterentwicklung vor.

Was ist ein Paradigma?

Einfach übersetzt bedeutet Paradigma ein „Beispiel" oder ein „Muster". Kuhn bezeichnet die normale Wissenschaft als Paradigma, als eine gemeinsame Leistung über weitere Detailarbeit der Forscher, eine präzisere Bestimmung der relevanten Tatsachen und die gegenseitige Anpassung von Theorie und Fakten sowie einer Präzisierung und Erweiterung der Theorien. Voraussetzung ist allerdings, dass es sich um lösbare Probleme und um eine geregelte Forschung handelt.

Was ist ein Paradigmenwandel?

Es entwickelt sich zunächst einmal eine normale Wissenschaft. Zu dieser kommen neue Ideen. Es kann dann möglich sein, dass eine Anpassung an die bisherigen Theorien nicht mehr erfolgt oder ungenügend ist und dass kein Ausgleich zwischen bisherigen Theorien und Fakten besteht. Das führt zu einer Krise oder zu einer Revolution und das nennt *Kuhn* dann Paradigmenwandel. Nach diesem Paradigmenwandel kann sich eine neue Normalwissenschaft entwickeln.

Kuhn war Physiker und Historiker. Deshalb sind auch entsprechend seine Beispiele für den Paradigmenwandel folgende:

– Übergang vom ptolemäischen Weltbild (geozentrisches Weltbild mit Mittelpunkt Erde) zum kopernikanischen Weltbild (heliozentrisches Weltbild mit Umkreisung der Erde und anderer Planeten um die Sonne)

- *Darwinsche* Evolutionstheorie („Über die Entstehung der Arten") mit verbesserter Anpassung an die Umwelt.
- *Newtonsche* Gesetze/Einsteinsche Relativitätstheorie (Gravitationstheorie), bei sehr schweren und kleinen Objekten (schwarze Löcher) ist die Einsteinsche Theorie umfassender.

Claudius Ptolemäus lebte zwischen 100–160 n. Chr. vermutlich in Alexandria, war ein griechischer Mathematiker, Geograph, Astronom, Astrologe, Musiktheoretiker und Philosoph. Insbesondere seine 3 Werke zur Astronomie, Geographie und Astrologie galten in Europa bis in die Frühe Neuzeit als wichtige umfangreiche Datensammlung wissenschaftlicher Standardwerke.

Er schrieb in 13 Büchern Abhandlungen zur Mathematik und Astronomie. Sie waren bis zum Ende des Mittelalters ein Standardwerk der Astronomie und enthielten neben einem ausführlichen Sternenkatalog eine Verfeinerung des von Hipparchos von Nicäa vorgeschlagenen geozentrischen Weltbildes, das später nach ihm ptolemäisches Weltbild <Abb. 7> genannt wurde. Damit verwarf er wie der größte Teil seiner Zeitgenossen das von Aristarchos von Samos und Seleukos von Seleukia vertretene heliozentrische Weltbild, das erst dreizehnhundert Jahre später durch *Nikolaus Kopernikus, Johann Kepler* und *Galileo Galilei* in Europa durchgesetzt werden konnte <Abb. 4>.

Die *Darwinsche* Evolutionstheorie lässt sich in den folgenden 4 Sätzen zusammenfassend darstellen:

- Individuen einer Population erzeugen immer mehr Nachkommen als zu ihrer Arterhaltung eigentlich notwendig wäre.
- Die einzelnen Individuen in einer Population sind nie gleich. Sie unterscheiden sich in mehreren Merkmalen.
- Diejenigen Individuen, die zufällig für die vorhandenen Umweltbedingungen besser angepasst sind als andere, haben einen Selektionsvorteil und überleben häufiger.
- Das zufällige Auftreten neuer Merkmale lässt sich durch Rekombination und Mutation erklären.

Die heftigen Auseinandersetzungen, die aufgrund der Erkenntnisse, dass der Mensch vom Affen abstammt, zum Ausdruck kamen, zeigt folgende

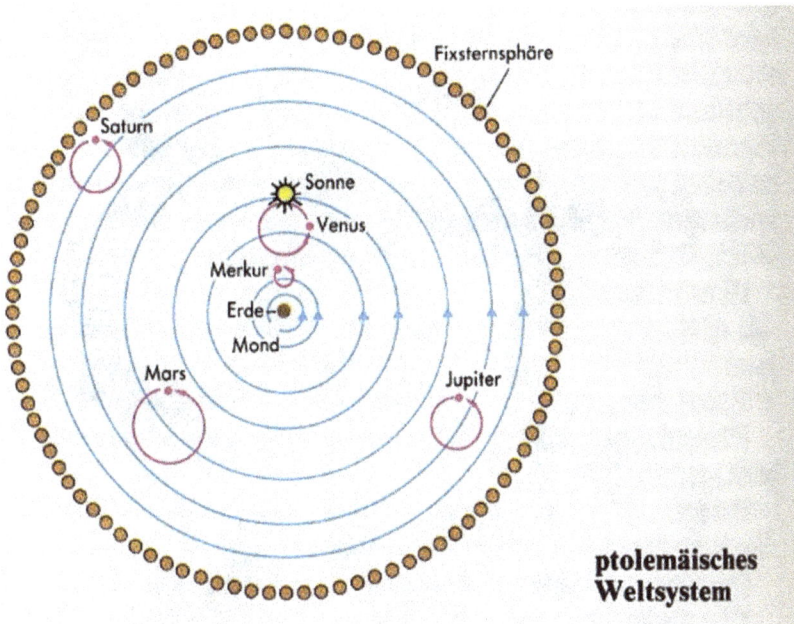

Abb. 7: Das ptolemäische Weltsystem (aus: Brockhaus- Enzyklopädie in 24 Bd., Bd. 17 1992, S. 604 ISBN 3-7653-1117 0 Hldr.)

Karikatur, in der *Darwin* vorgeworfen wurde, wie er nur die Affen so beleidigen konnte <**Abb. 8**>.

Der Gegensatz zwischen der Theorie der Gravitationsgesetze nach Newton und nach Einstein zeigt auch, wie wenig revolutionär die Entwicklung in der Wissenschaft abgelaufen ist. Von Sir *Isaak Newton*, der von 1643–1727 gelebt hat, gibt es ja die Apfel-Legende: Als er unter einem Baum liegend am Kopf von einem Apfel getroffen wurde, kam es bei ihm zum Geistesblitz, der darin bestand, dass er davon ausging, dass beliebige nicht allzu leichte Gegenstände, die von gleicher Höhe fallen, unten gleichzeitig ankommen. Dieses Gesetz ist eigentlich von *Galileo Galilei* (1564–1642) bereits formuliert worden. Verschieden schwere Gegenstände kommen gleichzeitig unten an. Raum und Zeit sind voneinander unabhängig. Licht breitet sich beliebig schnell aus. Das sind die weiteren Erkenntnisse von Newton.

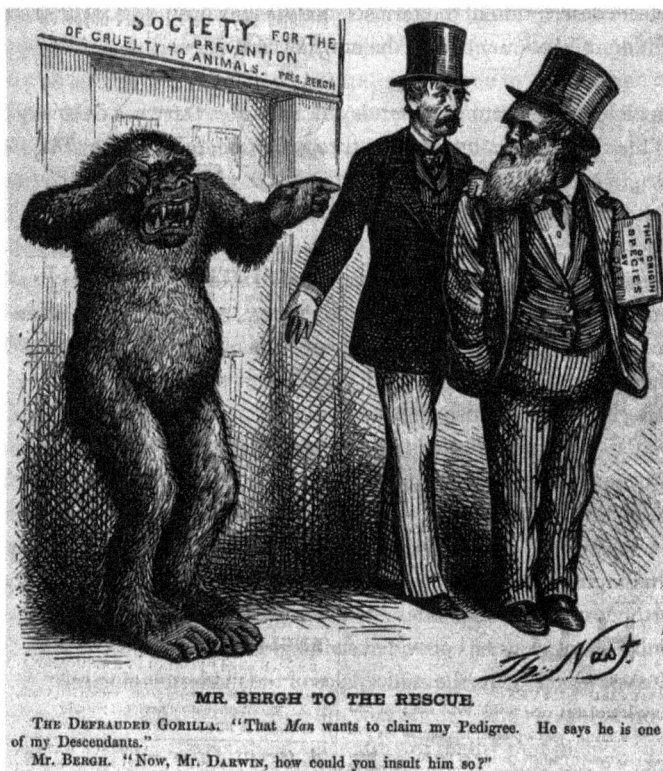

Abb. 8: Karikatur (aus: „Mr. Bergh to the Rescue", Harper's Weekly, August 19, 1871, Woodcut)

Albert Einstein (1879–1955) geht allerdings davon aus, dass Raum und Zeit untrennbar miteinander verbunden sind. Er spricht deshalb auch von einer Raumzeit. Dies beinhaltet seine spezielle Relativitätstheorie. Die Krümmung der Raumzeit führte ja zur allgemeinen Relativitätstheorie. Der Einfluss der Krümmung des Raums auf die Materie (z.B. Sterne), welcher die Ungleichzeitigkeit zweier Ereignisse möglich macht (relativ) und die Frage des Standpunktes. Verbesserte Messungen, die die GPS-Geräte-Vorhersagen ermöglichen, wenn sich Objekte dabei schneller bewegen oder sehr schwer sind, werden durch das Einsteinsche Modell exakter berechenbar.

Zusammengefasst ergibt somit die *Newtonsche* Theorie, dass der Raum dreidimensional ist und dass potentiell alle Orte durch Bewegung in alle beliebigen Richtungen erreichbar sein können, wenn kein Hindernis und keine Schwerkraft stören. Für die Zeit gilt, dass sie gleichmäßig ein unabhängiges Vergehen darstellt, egal ob vor-, nacheinander oder gleichzeitig Ereignisse stattfinden. D.h. Raum und Zeit sind voneinander unabhängig. Licht und Informationen können sich nach *Newton* beliebig schnell von einem zum andern Ort bewegen. Zwei beliebige nicht allzu leichte Gegenstände, die von gleicher Höhe über der Erde herunterfallen, kommen gleichzeitig auf der Erde an.

Dagegen geht *Einstein* davon aus, dass sich Licht nicht beliebig schnell ausbreitet, sondern, dass es eine endliche Lichtgeschwindigkeit gibt von 300 000 km/Sekunde, dass Raum und Zeit untrennbar miteinander verbunden sind (spezielle Relativitätstheorie), dass es quasi eine Raumzeit gibt, eine Abhängigkeit davon, ob zwei Ereignisse gleichzeitig oder nacheinander erfolgen. Die Gleichzeitigkeit ist relativ, d.h. Relativitätstheorie. Ein Beispiel dafür ist die Krümmung von Raum und Materie, z.B. Sterne, beeinflusst durch die Gravitation in diesem Versuch durch die Sonne. Man kann also davon ausgehen, dass bei beiden Autoren Methoden zur Berechnung von Objekten bestehen. Diese Methode für nicht allzu schwere und schnelle Objekte trifft bei Newton einigermaßen zu. Nur wenn die Objekte schwerer sind und sich schneller bewegen, ist die Einsteinsche Theorie genauer. Die Gravitationslehre von Galilei ließ sich natürlich am besten vom schiefen Turm von Pisa aus <**Abb. 9**> darstellen.

Im Gegensatz zur revolutionären Theorie von *Kuhn* steht die klassische Auffassung der Wissenschaftsentwicklung, die allmählich evolutionär durch Akkumulation und tiefere und präzisere Informationen erfolgte. Dagegen steht *Thomas Kuhn* mit seiner revolutionären Auffassung über anormale Entwicklungen, krasse Wechsel des Standpunktes, die aber auch unter sozialen, politischen, soziologischen und ideologischen Einflüssen stehen. Die Beispiele, die *Kuhn* für die Begründung seiner revolutionären Entwicklung in der Wissenschaft nutzte, sind hauptsächlich aus der Physik und Biologie gewählt. Die Frage ist, ob wirklich diese revolutionäre Entwicklung auch in anderen Wissenschaftsgebieten nachweisbar ist wie z.B. in der Kunst, in der Musik usw. Aber insbesondere ist von Interesse, ob die Entwicklung in der Medizin revolutionär oder evolutionär erfolgt.

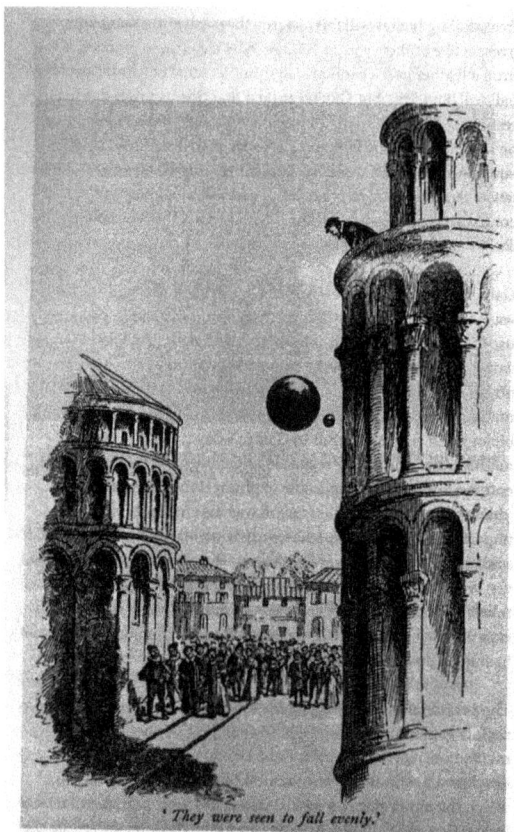

'They were seen to fall evenly.'

2. Sketch of Galileo's mythical experiment on the velocity of objects dropped from the Leaning Tower of Pisa.

Abb. 9: Galileo's Experiment (anonyme Abbildung) (aus: F. J. Rowbotham: Story-lives oft he Great Scientists. New York, 1918)

1. Der revolutionäre oder evolutionäre Verlauf in der Medizingeschichte

Kuhn[36] war auch Historiker und wählte deshalb seine Beispiele für eine revolutionäre Entwicklung auch aus der Geschichte. Es ist deshalb naheliegend,

---

36 Kuhn, Thomas, S.: Die Struktur wissenschaftlicher Revolutionen, suhrkamp taschenbuch wissenschaft, Frankfurt/Main, 1976, S. 15 ff.

eine Begründung für eine revolutionäre oder evolutionäre Wissenschaftsentwicklung in der Medizin historisch zu überprüfen. Dabei lassen sich
folgende Zeitabschnitte unterscheiden:

- Paläomedizin
- Heilkunde der Naturvölker
- Medizin der frühen Hochkulturen
- Medizin der klassischen Antike
- Heilkunde des Mittelalters
- Medizin in der Renaissance
- Medizin des 17. Jahrhunderts
- Medizin des 18. Jahrhunderts
- Medizin des 19. Jahrhunderts
- Medizin des 20. Jahrhunderts
- Medizin des 21. Jahrhunderts

1.1 Prähistorische Zeit

Wir haben keine schriftlichen Hinterlassenschaften aus der prähistorischen
Zeit. Lediglich aus prähistorischen Funden können wir bestimmte Vorstellungen ableiten. Danach dürften in dieser Zeit magisch-religiöse Vorstellungen vorgeherrscht haben neben empirischen Elementen. Man ging
davon aus, dass bei Gesundheit, Krankheit und Tod die Götter eingriffen
oder der Schutz der Gottheit entzogen war. Man stellte sich direkt vor, dass
die Krankheit dadurch auftrat, dass die Dämonen eindrangen. Der Heiler
war derjenige, der diese Absicht der Götter erkannte entweder als Sühne
oder als Strafe für Beleidigung des Gottes.

Die Paläopathologie liefert entsprechende Befunde, aus denen diese
Zusammenhänge geschlossen werden konnten. Sie zeigt in erster Linie, dass
es durch Traumata zu Veränderungen gekommen war am Knochensystem
oder zu einer Spondylarthritis ankylopoetica, Schultergelenksluxationen,
Knochenmißbildungen, Knochentuberkulose, Arthrose, Hallux valgus,
Karies, Abszessen, Fettleibigkeit, Neoplasmen. Also nur aus Organen oder
Organteilen, die die Zeit überstanden, konnten gewisse Rückschlüsse gezogen werden. Die Behandlung dürfte deshalb sehr direkt erfolgt sein, d.h.,
dass ein Schultergelenk wieder eingerenkt wurde, dass bei Knochenbrüchen

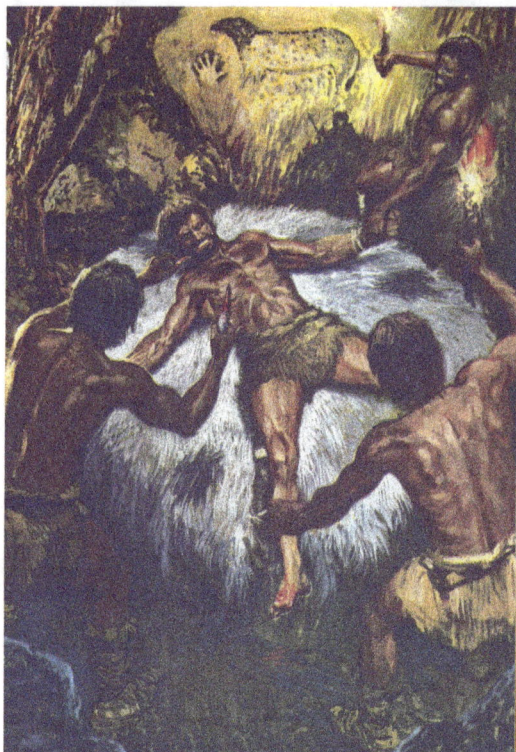

Abb. 10: Während der Jagd entfernt ein Jäger einen großen Dorn aus einem blutenden Fuß mit einem zugespitzten Knochenstück (aus: N.N.: La Vie aventureuse des Grands Médecins, Presse Bureau Junior 1974, Madrid, S. 7)

eine Schienung erfolgte. Rätselhaft ist allerdings die Trepanation des Schädels. Wie man feststellen konnte, wurde sie überlebt und auch sehr sorgfältig und akkurat durchgeführt. Es könnte sein, dass die Vorstellung zur Trepanation war, durch diese Schädelöffnung den Dämon wieder zum Weichen zu bewegen oder, dass es einfach eine Maßnahme war bei starken Kopfschmerzen, wo man empiristisch feststellte, dass eine Druckentlastung zu einer Besserung führte.

In erster Linie ist natürlich aus den Befunden der Paläomedizin auf Unfälle zu schließen, besonders auf die Jagdunfälle <Abb. 10> oder auf Missbildungen, die von Geburt an bestanden. Auch Infektionen können bei manchen Knochenentzündungen abgeleitet werden wie z.b. bei der Zahnkaries. Arthrosen sind mehr Folge von Abnutzungen, Abszesse mehr von Entzündungen wie z.b. auch bei der Knochentuberkulose. Aber auch krebsige Entartungen des Knochens sind erkennbar. Die Einrenkungen nach Luxationen sind wohl die direkt ableitbaren Maßnahmen aus diesen Vorstellungen.

Man muss allerdings berücksichtigen, dass es sich bei den Veränderungen an den Knochen der Mumien (Alt-Ägypten) oder bei Knochenerkrankungen (Ötzi), Zahn-, Darm-, Haut-, Gefäßkrankheiten, Nieren- und Lungenerkrankungen um jetzige Erkenntnisse handelt. Sie beziehen sich damit in erster Linie auf die Erkennung von nur oberflächlichen Veränderungen wie am Knochen und an der Haut und entsprechend kann auch abgeleitet werden, dass das Handeln mehr ein instinktives Handeln war wie z.b. bei der Geburtshilfe oder bei Knochenstellungskorrekturen und die Vorstellungen zur Entstehung sind in erster Linie magisch-dämonisch animistisch.

Die Erkenntnisse sind von Naturvorgängen beherrscht und das Rätsel der Schädeltrepanation bleibt. Eine Zuordnung zu einer wissenschaftlichen Weiterentwicklung ist aus diesen Befunden nicht möglich.

Eine Zuordnung zum wissenschaftlichen Fortschritt, ob er evolutionär oder revolutionär erfolgte, ist aus den prähistorischen Funden nur sehr schwer ableitbar.

Als Krankheitstheorie kann man ursächlich den Einfluss von Göttern und Dämonen ansehen. Danach hätten die Altvorderen theoriegeleitet gehandelt, wenn sie versuchten die Götter zu besänftigen und die Dämonen zu vertreiben. Ihr Handeln war aber sehr direkt aus der Veränderung ableitbar. Eine Fehlstellung eines Gliedes wurde durch Schienung korrigiert, andererseits aber versuchte man durch Trepanation den Dämon entweichen zu lassen. Ohne Zweifel gab es in dieser Zeit auch schon einen Fortschritt. So verbesserte man z.b. Schienen zur Richtigstellung von gebrochenen Gliedern. Dies entspräche einem evolutionären Prozess. Andererseits wurde später die Trepanation wieder aufgegeben, sodass dies mit einem revolutionären Gesinnungswandel vergleichbar wäre. Somit bestanden in der prähistorischen Zeit nebeneinander her evolutionäre und revolutionäre Entwicklungen, die zu einem Fortschritt in der Medizin führten.

1.2 Heilkunde der Naturvölker

Man könnte aus dem Verhalten der Naturvölker ableiten, welche früheren medizinischen Vorstellungen und Therapiemöglichkeiten bestanden. In erster Linie dürften es aber noch wie in der Paläomedizin animistische Vorstellungen sein, dass über Naturkräfte (Geister) die Krankheiten bestimmt wurden. Der Beruf der Schamanen bestand darin, zu erkennen, was durch die Geister entstanden ist und durch Masken, Tänze, Musik und magische Gesänge die Absichten der Geister zu erkennen oder sie durch Opfergaben zu befriedigen. Aber man kannte in dieser Zeit auch schon Kräuterzubereitungen als Geheimrezepte und nach wie vor wurden in der Kupfer- und Bronzezeit Schädelöffnungen durchgeführt, die allerdings später verschwanden. Man hat bei den Trepanationen keine Infektionen gesehen, aber verheilte Wundränder, sodass wahrscheinlich eine höhere Überlebensrate bestand. Es bleibt auch bei diesen Untersuchungen der Naturvölker offen, ob es sich um rituelle Handlungen handelt, die evtl. auch bei Toten durchgeführt wurden.

Durch Einblicke in die Denkweise früherer Naturvölker muss man davon ausgehen, dass übernatürliche Einwirkungen durch Gottheiten und Dämonen vorherrschten. Zauberer und tierische Geister könnten jedoch auch an der Entstehung von Krankheiten beteiligt sein. Man glaubte, dass die Krankheit eine Strafe für Sünde und Beleidigung der Geister ist und auch, dass es eben durch das Eindringen von Dämonen in den Körper zu Krankheiten kam. Es wurde auch angenommen, dass durch eine Einzauberung in den Körper mit schwarzer Magie Krankheiten entstehen und dass die Krankheit eine Besessenheit durch das Böse ist. Abhilfe war nur durch Medizinmänner oder Schamanen möglich durch Erkennen der Fehlleistungs-Ansicht der Gottheit. Man erfand einen Gegenzauber, Zauberformeln. Durch Lärm, Schlagen des Körpers, Trance-Zustand, Beschwörung, Amulettanwendung, Tätowierung, Skarifikationen, Erbrechen, Purgieren, Aderlass, Bäder, Diät, versuchte man die Dämonen und den Zauber zu vertreiben und damit wieder die Gesundheit herzustellen. Das Handeln war direkt praxisabgeleitet.

Eine Weiterentwicklung von den mystischen Vorstellungen der Paläomedizin ist nicht erkennbar. Man kann hier nicht von einem Paradigmenwandel ausgehen. Die Beschwörungen des Zauberers konnten die Toten nicht auferwecken <Abb. 11>. Bei Verletzungen durch einen großen Dorn, wie sie z.B. bei der Jagd passierten, musste dieser direkt am Ort mit einem zugespitzten Knochenstück aus der blutenden Ferse entfernt werden <Abb. 10>.

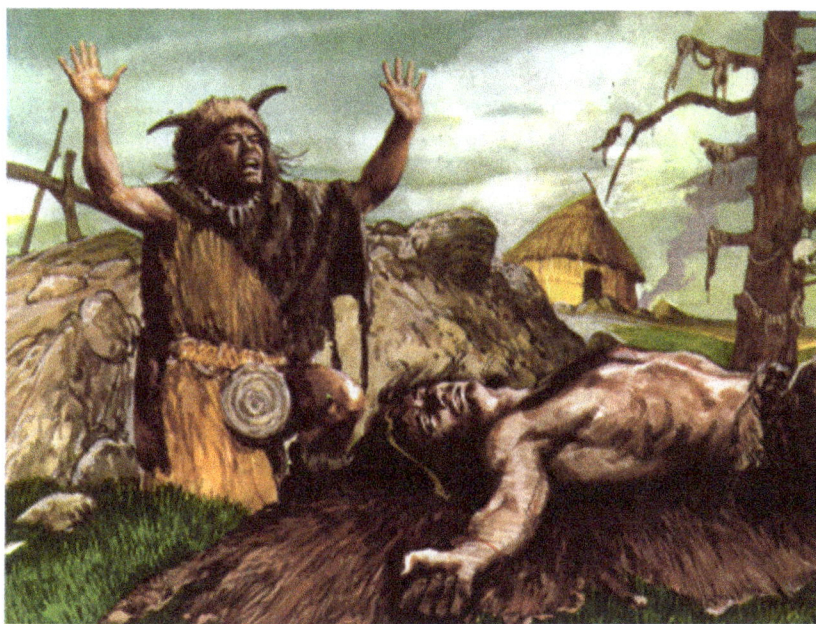

Abb. 11: Die Beschwörungen des Zauberers konnten die Toten nicht auferwecken. (aus: N.N.: La Vie aventureuse des Grands Médecins, Presse Bureau Junior 1974, Madrid, S. 8)

Aus der Heilkunde der Naturvölker kann man entnehmen, dass animistische Vorstellungen und direktes Handeln nebeneinander bestanden. Die animistischen Vorstellungen nahmen jedoch zu und wurden durch Tänze, Musik, magische Gesänge sowie Opfergaben bereichert. Die Behandlung mit Kräuterzubereitungen lässt darauf schließen, dass man an einen Einfluss auf den Körper und damit auf die Krankheit glaubte; andererseits aber weist das Verschwinden der Schädeleröffnungen auf die Erkenntnis eines nicht Heil bringenden Prozesses hin.

Es hat also bei der Heilkunde der Naturvölker der Glaube an den heilenden Mechanismus durch mystische Vorgänge zugenommen aber evtl. auch daran, an gewisse mystisch bezogene Heilmaßnahmen nicht mehr zu glauben, sie aufzugeben oder zu ändern. Dies entspräche einer revolutionären Fortschrittentwicklung der Medizin, wobei die evolutionär begründeten Heilmethoden bestehen blieben.

1.3 Medizin der frühen Hochkulturen

Aus dieser Zeit liegen uns die ersten schriftlichen Befunde vor. Sie stammen hauptsächlich von den Sumerern, Babyloniern und Assyrern. Es geht aus diesen Schriftfunden hervor, dass weiterhin ein Götter- und Dämonenglaube bestand. Man glaubte an die böse Zahl 7, an kritische Tage, an die Stellung der Sterne (Astrologie), die zu Unheil führen können. Auch Veränderungen im Bereich der Tierleber oder auch das Auftreten und Verhalten von Winden, Träumen, Feuer, Rauch, Wasser, Öl, Tieren und Pflanzen wurde als Omen für eine schlechte oder auch krankhafte Entwicklung gedeutet.

Die therapeutischen Bemühungen bestanden in Heilgebeten, Beschwörungen, Opfern, Amuletten, die erst durch die Priester verabreicht wurden. Es gab aber auch schon die Kenntnis von 250 Heilpflanzen und es gab die Dreck-Apotheke, d.h. Exkremente von Tieren wurden zu Pulver verarbeitet und verabreicht. Auch dass eine Isolierung von Leprakranken oder im Fall von Seuchen wie z.B. Pocken die Erkrankung weiterer Personen verhindert, wurde erkannt.

In den einzelnen Ländern kam es zu spezifischen Entwicklungen, z.B. in Alt-Ägypten zur körperlichen Untersuchung. Es entstand die Organmythologie, die Säftelehre und die Gesundheitsfürsorge. In Alt-Ägypten wurde Yoga erfunden. Man fand ein erstes Medikament Rauwolfia serpentina, das bis in das letzte Jahrhundert noch zur Behandlung des Bluthochdrucks angewandt wurde. Operativ wurden Blasenschnitte durchgeführt bei Steinen oder das Starstechen beim Katarakt (grauer Star). Aus der alt-jüdischen Medizin war die Behandlung mit Aderlässen und Quarantäne bekannt und auch die Hygiene hatte einen Stellenwert. In Alt-Persien herrschten die Unreinheit und die Werke böser Geister vor, in Alt-China entstand die Lehre von Yang und Ying als Ausdruck einer Disharmonie. Es wurde die Akupunktur durchgeführt oder auch die Moxibustion, aber auch schon die „Pockenschutzimpfung", indem getrockneter Schorf von Pockenkranken in die Nase eingeblasen wurde. In Alt-Amerika erkannte man schon die Übertragung von Krankheiten auf Tiere, die Anwendung von Cocain und Perubalsam.

Aus dem Wissen über die frühen Hochkulturen kann man entnehmen, dass ein partieller Paradigmenwandel von der Mystik über empirische Elemente auf die Organe entstand und dass auch Anfänge von Krankheitstheorien sich entwickelten. Bei Seuchen wie z.B. Pockenseuche, ging man von einem Pandämion aus, d.h. von der Vorstellung, dass die Kranken von Dämonen besessen waren und dadurch zu Tode kamen <Abb. 12>.

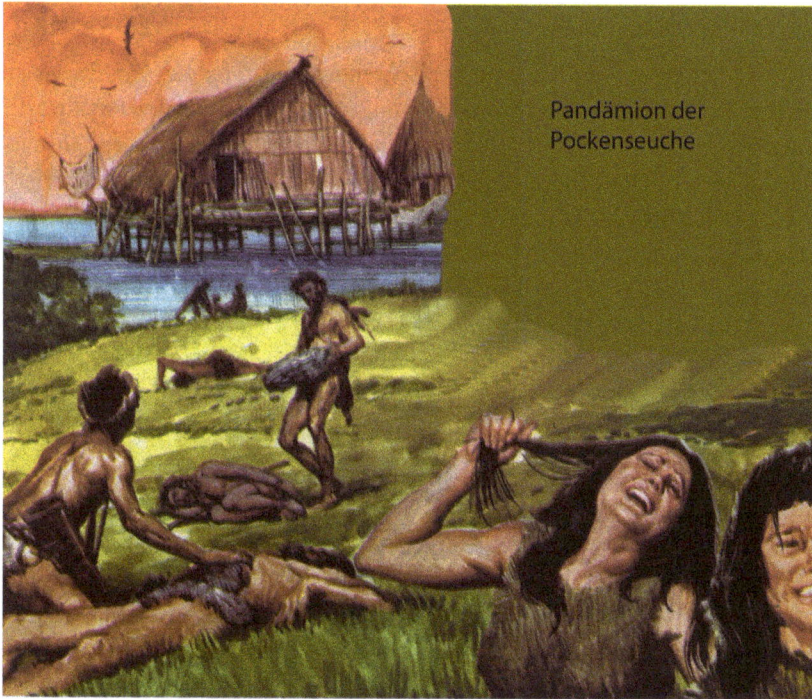

Pandämion der
Pockenseuche

Abb. 12: Pandämion der Pockenseuche (aus N.N.: La Vie aventureuse des Grands Médecins, Presse Bureau Junior 1974, Madrid, S. 18)

Bei der Medizin der frühen Hochkulturen ist festzustellen, dass die mystischen Vorstellungen erweitert weiter bestanden (z.B. religiöse Vorstellungen), die z.B. zu Heilgebeten, Beschwörungen, Opfern und Priestertätigkeiten führten. Gleichzeitig kam es aber auch zu naturwissenschaftlichen Erkenntnissen, (z.B. Heilpflanzen, körperliche Untersuchung), die zu Heilmethoden wie Verabreichung von Medikamenten, Blasenschnitte bei Blasensteinen, Starstechen bei grauem Star, Aderlässen, Isolation bei Seuchen, „Pockenschutzimpfung" führten. In den frühen Hochkulturen sind neben den mystischen Heilmethoden also schon durch Untersuchungen und Vorstellungen direkte Heilmaßnahmen entwickelt worden. Der Fortschritt ist weniger durch die mystischen Vorstellungen als durch naturwissenschaftliche Erkenntnisse entstanden. Im Vordergrund des Fortschritts standen somit Theorien, die zu verbesserten Heilmaßnahmen führten. Im Vergleich zu den mystischen Vorstellungen fanden Paradigmenwandel zugunsten neuer Vorstellungen statt. Diese Entwicklungen kann man als revolutionär bezeichnen und sie überwogen die evolutionären.

1.4 Antike

Magisch-religiöse Auffassungen herrschten noch vor. Jedoch wandelte sich die Beeinflussung durch Naturerscheinungen um, indem man versuchte, die Naturerscheinungen zu erklären und die Vorhersage aus Naturphänomenen zu deuten. Die prognostischen Voraussagen dieser „Wissenschaftler" erwiesen sich als verlässlicher als die Aussagen der Magier und der Priester. Man kann davon ausgehen, dass in der Antike quasi die Möglichkeit von Wissenschaft erkannt wurde und auch die Allgemeingültigkeit der Naturgesetze. Es entstanden „bewiesene Gesetze".

Theorien waren z.B., dass der Mensch aus Wasser, Erde, Luft zusammengesetzt ist, dass ein permanenter Austausch von Wärme und Kälte erfolgt, aber auch von Trockenheit und Feuchtigkeit. Die Gesundheit besteht darin, dass ein physischer Gleichgewichtszustand besteht und die Krankheit ist Ausdruck eines Ungleichgewichtes. Diese Lehren stammen von den Vor-Sokratikern Thales und Demokrit.

Wohl der berühmteste Arzt in der Antike war *Hippokrates (460–370 v. Chr.)*. Er hat in seinem Corpus hippokraticum die wissenschaftliche Medizin begründet. Aus seiner Schule gingen die Dogmatiker, Empiriker, Methodiker, Enzyklopädisten, Pneumatiker, Eklektiker hervor. Er sah keinen Unterschied zwischen toter und lebendiger Materie. Er unterschied 4 Elemente, Temperamente und Körpersäfte als Ausdruck von Gesundheit und Krankheit. Er sah einen dauernden Austausch von Aktion und Reaktion im Körper und eine Abhängigkeit vom Zeitverlauf hinsichtlich der Prognostik. Ein Beispiel für die Säftelehre war, dass eine regelrechte Verteilung bestand zwischen dem Phlegma (Schleim, Blut), der gelben Galle und der schwarzen Galle. Diese Hypothesen standen in Übereinstimmung mit dem damaligen Wissen. Sie wurden den damaligen Kenntnissen über die Krankheit gerecht. Eine bessere Alternative lag nicht vor und auch kein Bedürfnis zur genaueren Untersuchung. So kam es, dass die Säftelehre bis in das 17. Jahrhundert bestand und auch durch Obduktionen, die von Herophilos und Erasistratos durchgeführt wurden, nicht erschüttert wurde.

Der bedeutendste Arzt, wenn man davon ausgeht, wie lange seine Vorstellungen bestanden, ist *Galen* (129 – etwa 200 n. Chr.) **<Abb. 13>**, ein

Eklektiker. Weiterhin sah er die Krankheiten als ein Ungleichgewicht der Körpersäfte. Seine Vorstellungen galten über 1500 Jahre bis in das 18. Jahrhundert. Er kannte schon den Deduktivismus, d.h. dass man das Einzelne aus dem Allgemeinen ableiten konnte, allerdings nur, wenn genügend Aussagen vorhanden waren. Er hatte ein teleologisches Verständnis der Natur, also forschte er nach den Zielen, die die Natur bei der Veränderung des Körpers bestimmte. Es gab schon experimentelle Erkenntnisse, nämlich z.B., dass ein Atemstillstand durch Durchschneiden der Medulla erfolgte oder dass die Urinproduktion aufhörte, wenn die Ureteren unterbunden waren (Tieranatomie).

In der Antike bestanden jedoch immer noch die mystischen Vorstellungen, dass Krankheiten von den Göttern kommen. Andererseits wurden Krankheiten nicht mehr aus übernatürlichen, sondern aus physischen Ursachen hervorgehend angesehen.

Somit erfolgte in der Antike bereits eine Abkehr von übernatürlichen Einwirkungen und eine Zuwendung zu natürlichen Einflüssen, also quasi vom Mythos zum Logos. Die Naturgesetze wurden erforscht und es kam ein verbessertes Vertrauen zur Beobachtung zustande. Die Humorallehre (Dyskrasie der Körpersäfte wie gelbe und schwarze Galle, Schleim und Blut) für Krankheiten der Leber, Milz, Gehirn und Herz, durch Kälte, Feuchtigkeit, Hitze und Trockenheit behandelbar, herrschte vor. In dieser Zeit erfolgte eine Vereinigung von Theorie und Praxis („Theorica" und „Practica").

Es erfolgte also in der Antike ein Paradigmenwandel von der Mythologie zu Theorien und praktischen Handlungen. Besonders hervorzuheben ist auch, dass es in der Antike zu den ersten exakten Beobachtungen kam als entscheidender Beginn der weiteren Wissenschaft, dass Einzelaussagen keine Induktion bedeuten, dass erst allgemeine Aussagen mit großer Anzahl, Vielfalt, ohne Widerspruch ein induktives Schließen erlauben (*Neider*, Induktivismus). Ein deduktives Schließen wurde ermittelt, wenn zwangsläufig die Voraussetzungen vorlagen, dass damit auch eine Schlussfolgerung möglich war.

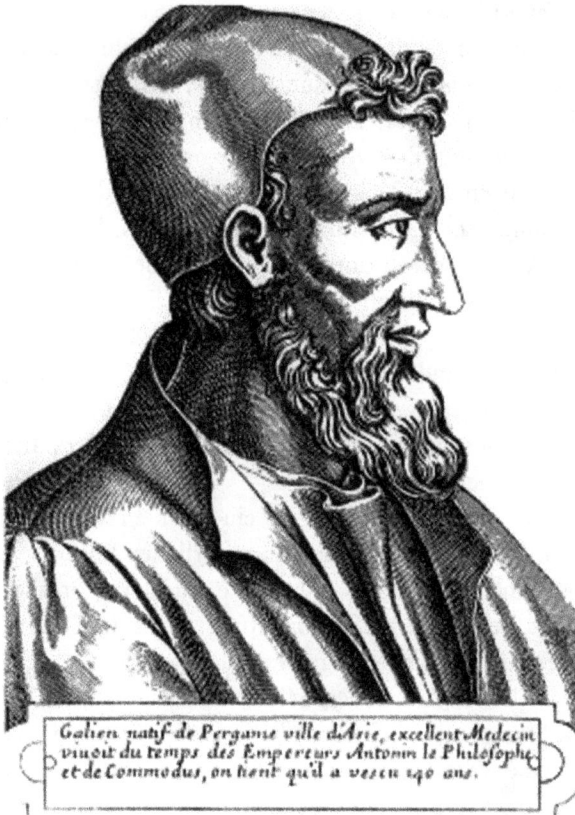

Galien natif de Pergame ville d'Asie, excellent Medecin viuoit du temps des Empereurs Antonin le Philosophe et de Commodus, on tient qu'il a vescu 140 ans.

Abb. 13: Galen (129–199 n. Chr.) (aus: R. Dumesnil und F. Bonnet-Roy (Hrsg.): Die berühmten Ärzte, Kunstverlag Lucien Mazenod, Editions contemporaines AG, Genf 1947, S. 37)

Beispiel: 1. Alle Vorlesungen über Wissenschaftstheorie sind langweilig
                 2. *Dies ist ein Vortrag über Wissenschaftstheorie*
                 3. Wissenschaftstheorie ist langweilig

Dies wäre eine regelrechte Schlussfolgerung im Sinn des deduktiven Schließens.

Dass das Beobachten auch von den geistigen Vorstellungen abhängt, wurde schon in der Antike erkannt (Abb. 6: Ente/Kaninchen). Auch die unterschiedliche Abschätzung von Linien, je nach der Beendigung, machte bewusst, dass man nicht allein durch das Beobachten Fakten bilden kann, sondern, dass man apparative Hilfsmittel nutzen muss **<Abb. 14>**. Die Rechtfertigung eines induktiven Schlusses nach den übereinstimmen-den Voraussetzungen wird mit folgendem Beispiel geklärt:

Beispiel: 1. Manche Vorlesungen über Wissenschaftstheorie sind langweilig
2. *Andere sind nicht langweilig*
3. Wissenschaftstheorie ist nicht immer langweilig

Dies ist ein Zirkelschluss, d.h. er kann nicht als wahr betrachtet werden.

Dass in der Antike jedoch noch mystische Vorstellungen gelten, wird aus einem Beispiel aus der Ilias von Homer deutlich:

„er hätt ihn eingeholt, Kopf an Kopf wär es ausgegangen
wenn da nicht phoibos apollon, der noch auf ihn zornig war,
diomedes die eingeölte Gerte aus der Hand geschlagen hätte:

....

Als athene aber sah wie übel ihm apollon mitspielte, schoß
sie auf diomedes zu, herrscher über die stadt argos,
gab ihm die gerte zurück und lieh den pferden neue kraft:
aufgebracht holte sie dann aber den sohn des admetos ein
nützte ihre macht als göttin – und zerschmetterte sein joch.
die stuten brachen rechts und links aus, die deichsel riß ab
und zumelos flog aus seinem wagen, grad neben die räder, schürfte sich dabei
die ellenbogen, mund und nase auf ....“

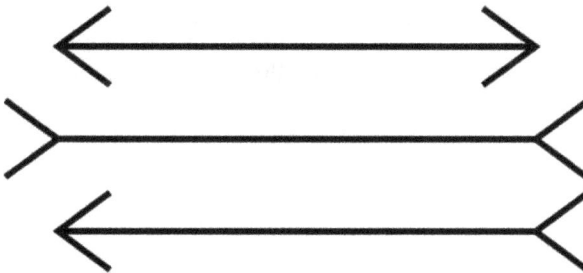

Abb. 14: Die Müller-Lyer Illusion. Die horizontalen Linien sind gleich lang, aber die mittlere scheint länger zu sein. (Franz Müller-Lyer: Optische Urteilstäuschungen. Arch.Physiol. 1889: 263-270)

„*Wo wir natürliche Ursachen erkennen, Materialversagen, Ungeschicklichkeit und unverdientes Glück, führt Homer Erfolg und Misserfolg auf das Eingreifen von Göttern zurück. Nicht Diomedes entglitt die Geißel, ein Gott entriss sie ihm. Nicht Diomedes bekam sie wieder zu fassen, eine Göttin reichte sie ihm. Eine göttliche Beschützerin, nicht die wiedergewonnene Peitsche war es auch, die Diomedes Pferde von neuem beflügelte. Nachdem Eumelos sich erholt hatte, suchte er die Ursache seines Unglücks nicht im Materialversagen, in der Nachlässigkeit beim Aufzäumen oder bei der Pflege des Geschirrs; er meinte, er habe verabsäumt, den Göttern vor dem Start zu opfern. Dafür sei er bestraft worden.*" [37] *(Joachim Bromand (2009), Grenzen des Wissens, Paderborn, in: Holm Tetens: Wissenschaftstheorie, C.H. Beck Wissen 2013), S. 12*

In der Antike vollzog sich ein eindeutiger Paradigmenwandel weg von magisch-religiösen Auffassungen mit einer Zuwendung zur Erklärung der Naturerscheinungen mit der Entwicklung von allgemeingültigen Naturgesetzen. Theorien über das Geschehen bei Krankheiten und Maßnahmen zur Korrektur der „Ungleichgewichte" wurden entwickelt. Schulen entstanden, die die neuen Lehren unterrichteten und praktizierten. Das Paradigma der Säftelehre bestand bis in das 18. Jahrhundert. Obduktionen verschafften direkten Einblick in das Krankheitsgeschehen. Eine Weiterentwicklung von mystischen Vorstellungen erfolgte nicht, nur eine Verlagerung des Geschehens zu den Göttern. Ein Paradigmenwandel im medizinischen Denken bestand auch in der Antike. So erfolgten exakte Beobachtungen, die begrenzte Aussage einzelner Induktionen bezüglich einer Deduktion.

Der medizinische Fortschritt in der Antike erfolgte somit in erster Linie durch Paradigmenwandel, also revolutionär, der allerdings nur zu ungenügenden evident wirksamen Heilmaßnahmen führte, wenn man z.B. vom Aderlass absieht.

1.5 Medizin im Mittelalter

Sehr häufig wird das Mittelalter als eine traurige Periode zwischen der glanzvollen Antike und dem Wiederaufblühen dieser Zeit in der Renaissance bezeichnet. Wissenschaftshistoriker haben diese Ansicht jedoch widerlegt

37 Joachim Bromand (2009), Grenzen des Wissens, Paderborn, in: Holm Tetens: Wissenschaftstheorie, C.H. Beck Wissen 2013), S. 12

und machten darauf aufmerksam, dass viele Entwicklungen in der Wissenschaft und Technik im Mittelalter die Renaissance erst ermöglicht haben.

Die Entwicklung von Mühlen, der Bau von Großschiffen, die Bautechnik der Gotik oder die Erfindung des Buchdrucks waren eine Leistung des Mittelalters. So schufen die mittelalterlichen Mühlenbauer, indem sie Wasser und Wind als Kraftquellen nutzten, die Grundlage industriell arbeitender Produktionsbetriebe. Bereits im frühen Mittelalter des 6.–10. Jahrhunderts kam man auf die Idee, das stetig strömende Wasser zu nutzen. Durch die mit Wasserkraft betriebenen Mühlen entstanden im 13. Jahrhundert die ersten Sägemühlen, die die Herstellung von dickeren Planken zum Bau größerer Schiffe ermöglichten. Damit wurde ein ausgedehnter Seehandel mit Austausch über weite Gebiete möglich.

Im späteren Mittelalter entstanden die himmelwärts strebenden gotischen Kathedralen, die das hohe handwerkliche Können ganzer Generationen von Baumeistern, aber auch den Willen der Kirchengemeinden widerspiegeln, solche ewigen Bauwerke zu schaffen.

Von entscheidender Bedeutung war die Erfindung des Buchdrucks, die mit dem Namen *Johannes Gutenberg* verbunden ist, von dem wir allerdings nicht viel wissen. Sein Geburtsjahr ist uns unbekannt, er starb im Februar 1468 und dürfte somit Anfang des 15. Jahrhunderts geboren worden sein. Die Erfindung des Buchdrucks förderte nicht nur die Entwicklung von Papiermühlen, sondern durch den Massenkonsum von Schriften wurde die Verbreitung von Ansichten und Ideen möglich, die im späteren Mittelalter weiteren entscheidenden Entwicklungen den Weg ebneten. Die Schriften sind es auch, die uns heute erlauben, das Leben im Mittelalter nachzuempfinden, seien es die Ansichten über Astronomie, Theologie, Philosophie oder Physik, Alchemie und nicht zuletzt über die Medizin und die Heilberufe.

Besonders für die Medizin gilt, dass das Mittelalter eine dunkle Zeit war, in der jegliche Wissenschaft stillstand. Die Medizin – so die häufige Ansicht – verbrachte einen „Dämmerschlaf" von 1000 Jahren zwischen dem Ende der Antike und dem Beginn der Renaissance. Man ging davon aus, dass die Medizin den Mönchen, Philosophen und Scharlatanen oblag und mehr Naturphilosophie als Naturwissenschaft war. Dabei vergisst man, dass es die Schreibarbeit zahlloser Mönche war, die das heilkundliche Wissen der Antike erhielten. Nur die Geistlichen konnten lesen und schreiben und beherrschten die europäische Sprache Latein. Somit sorgte die Kirche für den Erhalt der antiken Heilkunde.

Man darf die Heilmaßnahmen des Mittelalters nicht mit den heutigen Vorstellungen vergleichen. Für den frommen Christen sorgte die Medizin nur für den hinfälligen Körper, bis das Heil in der unsterblichen Seele erreicht war. Dabei wurde die Stärkung des Leibes sehr wohl bedacht, da das schwache Fleisch besonders anfällig für den Einfluss des Teufels galt. Auch wurde die Existenz heilkräftiger Pflanzen als Hinweis des Schöpfers gesehen, damit Leiden zu lindern oder zu heilen. Ein allzu tiefes Eindringen in die körperlichen Geschehnisse galt allerdings als sündhafte Weltverfallenheit. Damit war eine medizinische Forschung im heutigen Sinn oder gar ein Experiment unmöglich.

Die Vorstellung von *Platon* (429–349 v. Chr.) herrschte vor, dass man der Realität gegenüber misstrauisch sein müsste. Das Christentum übernahm die Auffassung, dass die Wahrnehmung leicht getäuscht werden kann und ihre weitere Erforschung nicht lohnt.

Typisch für das Mittelalter ist auch die Autoritätsgläubigkeit. Man glaubte den alten Schriften wieder, auch wenn sie mit der Realität nicht übereinstimmten, z.B. wurde so die Tieranatomie aus der Antike bedenkenlos über Jahrhunderte auf den Menschen übertragen.

Das mittelalterliche Denken wurde vom Deduktivismus beherrscht, d.h. man ging von Einzelbeobachtungen (Prämissen) aus, von denen man annahm, dass sie wahr sind. Damit war auch die Schlussfolgerung (Conclusio) richtig. Da jedoch Prämissen meist nicht richtig sind, kann auch die Conclusio nicht wahr sein. Wenn im Mittelalter somit Einzelbeobachtungen wie z.B. eine Erscheinung nicht wahr sein konnte, wurde sie in eine Konzeption eingeordnet und als wahr empfunden. Da gerade das Mittelalter durch die geringere Überschaubarkeit von Details (z.B. Abhängigkeit von natürlichem Licht) viele mystische Erscheinungen ermöglichte, führte dies beim deduktivistischen Denken auch zu unrichtigen Ansichten. Das Mittelalter erschien damit als unwissenschaftliches Zeitalter. Das induktivistische Denken, das aus vielen Einzelbeobachtungen Regeln ableitet, war im Mittelalter nicht üblich.

So kam es im Mittelalter dazu, dass Einzelbeobachtungen, wenn man sie in Einklang mit der herrschenden Vorstellung bringen konnte, deduktivistisch zur Wahrheit erhoben wurden. Pflanzen oder Tiere wurden als Teil der Schöpfung und als Hinweis auf das Wirken Gottes gesehen.

„Das Buch der Natur" als Hinweis auf Heilung von Leiden wurde als göttlicher Hinweis genommen, davon Gebrauch zu machen, aber nur, weil es die Natur so vorschrieb. Man suchte deshalb nach Ähnlichkeiten, um die Weisheiten Gottes zu erkennen. So erklärt sich z.b. die große Beliebtheit des Rotkohls als Pflaster in der Wundbehandlung, da er mit seinen rötlichen Blättern an eine Wunde erinnert (Signaturen-Lehre).

Die Autoritätsgläubigkeit ging so weit, dass man bei Differenzen z.B. einer dreizipfligen Leber, nicht an einen Fehler des Anatomen *Galen von Pergamon* (129–204 n.Chr.) dachte, sondern dass sich die Anatomie geändert hat. Das irdische Leben wurde als Durchgangsstadium zur himmlischen Ewigkeit gesehen. Deshalb wurden z. B. auch prognostische Bewertungen von *Hippokrates* (460–370 v. Chr.) willig übernommen. Nach ihm wurden Veränderungen am Körper (z.B. eine „Blase" am Hals) mit dem Tod am 3. Tag in Zusammenhang gebracht, wenn der Patient großen Durst hat oder, wenn am Knie eine schwarze „Blase" wächst, dann stirbt der Mensch am 8. Tag, wenn die Krankheit mit Schweiß begonnen hat. Durch die Zusatzbedingungen (z.B. großer Durst, Schweiß) erlaubt er auch eine Relativierung des Zeitpunkts des Todes, sodass Unglaubwürdigkeit vermieden wird.

Als Orientierung wurden auch Veränderungen herangezogen, auf die man Einblick hatte. So spielten z.B. die Mondphasen eine große Rolle. Der Tod wurde zu jedem Zeitpunkt als unvermeidbar angesehen und es galt die Sorge, von ihm nicht überrascht zu werden, bevor man seine Sünden beichten konnte. Ärzte übernahmen deshalb grundsätzlich keine Behandlung, wenn der Tod vorhersehbar war. Sie überließen das Sterben dem Seelsorger.

Zu den Vorstellungen des Mittelalters passt auch, dass der Mensch sich einfügte in ein System, in eine Ordnung, die sich auch in Zahlen ausdrückt. So spielte eine große Rolle die Zahl 3 wegen der dreifaltigen Gottheit, in der Medizin war die Zahl 4 von besonderer Bedeutung, wie sich besonders in der Körpersäfte-Lehre zeigte und mit den 4 Säften Blut, Schleim, gelbe Galle und schwarze Galle, die nach Galen den 4 Elementen Luft, Wasser, Feuer und Erde entsprachen.

Die 4 spiegelte sich auch in den Himmelsrichtungen und Jahreszeiten wieder. Dem Schleim wurden noch die Qualitäten kalt – feucht, dem Blut heiß – feucht, der gelben Galle heiß – trocken und der schwarzen

Galle kalt – trocken zugeordnet. Entsprechend wurden bei Störungen des Mischungsverhältnisses Speisen verordnet, die z.B. als warm galten, wie Fleisch, Obst, Gemüse, Gewürze oder kalt, wie Fisch, Hirn oder Füße von Tieren. So sollte man im kalten Monat Mai bei Erkältungen mit „Wärme" gegensteuern.

Als Hinweis auf eine kritische Entwicklung wurde auch noch gesehen, wenn bestimmte Vorgänge geschahen. So war es ein schlechtes Zeichen, wenn der Hofhund vor dem Mantel des Patienten zurückwich oder wenn ein mit dem Harn des Kranken besprengter Blumenstrauß rasch verwelkte.

Das Mittelalter war dadurch geprägt, dass Buchwissen, Tradition und christliche Ideale oft den Blick auf die Lebensbedingungen verstellten. Wenn wir auch heute an die Wirksamkeit damaliger Heilmethoden nicht so recht glauben, müssen wir doch davon ausgehen, dass sie den Menschen nach den damaligen Vorstellungen genügten. Für die damaligen Lebenden waren die mittelalterlichen Vorstellungen in sich logisch und plausibel. Auch uns kann es passieren, dass spätere Generationen unsere Vorstellungen als abergläu-bisch belächeln. Berücksichtigt werden muss aber auch, dass die Umstände im Mittelalter ein anderes Daseins- und Lebensgefühl bedingten. Schutz vor Kälte und Wärme war nicht im heutigen Sinn möglich, eine ausreichende und sinnvolle Ernährung für die Mehrheit der Menschen nicht garantiert und die hygienischen Verhältnisse nach heutigen Maßstäben untragbar.

Die Möglichkeiten, die mittelalterlichen Heilberufen zur Verfügung stan-den, waren somit Diäten, der Aderlass, das Einrenken von Verrenkungen und Knochenbrüchen, Versorgung von Wunden, Amputationen von Glied-maßen, das Starstechen, die Anwendung des „Schafsschwamm" und von Klistieren, das Zähnebrechen, aber auch die Anwendung von Heilpflanzen wie Opiumsaft, Alraunenblättern, Giftlattich oder Schierling.

Es waren die Mönche, die nach dem Zusammenbruch des Römischen Reiches den Arzneimittelschatz der Antike ins Mittelalter hinüberretteten. Die Mönche deckten ihren Bedarf an Heilkräutern in ihren Klostergärten und begründeten damit eine Klostermedizin.

Zu den gezogenen Heilkräutern gehörten Frauen- und Pfefferminze, Fenchel, Salbei und Rosmarin. So entstand das Lorscher Arzneibuch und die Kräuterlehre des *Walafried Strabo* (808–849 n. Chr.), Abt des Klosters Reichenau. Die Pharmazie des Mittelalters bereicherte die Zahl der Arznei- und Heilmittel von etwa 1000 bei *Dioscurides* auf etwa 1200 Simplicia.

Wenn auch die Medizin im Mittelalter ganzheitlich ausgerichtet war, interessiert uns heute doch, welche Krankheiten kamen im Mittelalter vor und wie wurden sie behandelt.

1.6 Krankheiten im Mittelalter (Winkle[38], Bucher[39], Eberhard-Metzger[40])

Die Veränderung der Lebensumstände, wie das Zusammenleben in Städten in beengten Verhältnissen, führte zu einem vermehrten Auftreten von Seuchen im Mittelalter. So führt der Arzt *Bernhard Gordon* 1306 in seinem Handbuch „Lilium medicinae" acht ansteckende Krankheiten auf: Akutes Fieber, Schwindsucht, Fallsucht, Krätze, Erysipel bzw. Mutterkornbrand, Milzbrand, Trachom und Lepra. Mitte des 14. Jahrhunderts brach plötzlich die Pest über das Abendland herein. Mit der Entdeckung Amerikas wurde die Syphilis nach Europa eingeführt. Die schlechten Lebensverhältnisse und die zunehmende Verstädterung führten zu einer ungeheuren Zunahme von Seuchen.

1.6.1 Lepra (Aussatz)

Es handelt sich um eine grauenvolle Krankheit, da sie zu hässlichen Verstümmelungen führt. Lepra wird nur übertragen, wenn über längere Zeit intensive Kontakte bestehen. Die Inkubationszeit beträgt 4–10 Jahre.

Die Lepra ist eine typische Schmutzkrankheit und es ist verständlich, dass sie sich besonders im Mittelalter stark verbreitete. Es war jedoch weniger die Gefahr der Ansteckung als der Entstellung, die zur Absonderung der Leprakranken führte. Da die Patienten nicht ans Bett gefesselt waren und so beweglich, dass sie in der Öffentlichkeit erschienen, lösten sie Schaudern und abweisendes Verhalten aus.

---

38 Winkle, Stefan: Kulturgeschichte der Seuchen, Verlag Artemis & Winkler, Düsseldorf 1997.

39 Bucher, Otto (Hrsg.): Lesewerk zur Geschichte: das Mittelalter. Von der Völkerwanderung zur Kirchenherrschaft. Goldmanns gelbe Taschenbücher Bd. 1814, München

40 Eberhard-Metzger, Claudia: Seuchen. Heyne Sachbuch Nr. 19/4080, 1996 ISBN 3-453-09156-6

Die Lepra kann sich in Haut- und Knochenveränderungen oder im Bereich der Nerven äußern. Bei der lepromatösen Lepra mit Haut- und Knochenbefall beginnen die Veränderungen schleichend mit Knötchenbildung der Haut, meist zuerst im Gesicht, in der Stirn- und Nasengegend. Die Haare, insbesondere die Augenbrauen fallen aus und nach dem Aufbrechen der Knoten bilden sich tiefe Geschwüre, die sich dann zu Narben umwandeln. Dadurch kommt es zur Verzerrung der Gesichtszüge; Alter und Geschlecht sind aus dem Gesicht nicht mehr zu erkennen, die Mimik geht verloren und das Gesicht nimmt häufig löwenhafte Züge an (Facies leontina) und erstarrt maskenartig zur Fratze.

Die Manifestationen greifen auf die Schleimhäute der Nase und des Mundes über, sodass es zu chronischen Mundveränderungen und blutigem Schnupfen, Lockerung und Verlust der Zähne, sowie zu einer rauhen heiseren Stimme kommt. Die Zerstörung der Nasenscheidewand führt zur Sattelnase und infolge des ungenügenden Lidschlusses entwickeln sich Infekte und Geschwüre des Auges mit der Folge der Erblindung.

Bei der tuberkuloiden Form mit Befall der Nerven kommt es zu einer Überempfindlichkeit und Farbänderung der Haut. Das Gefühl für Berührung, Schmerz und Temperatur schwindet (Lepra-Macula-Anästhetika). Es kommt dann zur Lähmung, Verlust an Fingern und Händen und Füßen (Lepra mutilans). Der Tod trat meist durch hinzukommende Leiden wie Tuberkulose oder andere Infektionskrankheiten ein. Im Mittelalter kam noch hinzu, dass das Tätowieren sehr üblich und damit die Übertragung häufiger war. Bei der Farbenzubereitung wurden Ingredienzen aus der Drecksapotheke benutzt, wie Speichel, Nasenschleim, Urin, Taubenkot, die ideale Träger der Lepra-Keime waren. Man hielt die Lepra aber nicht nur für eine ansteckende Krankheit, sondern auch für eine vererbbare Krankheit. Deshalb mussten Entlobungen erfolgen, wenn sich bei einem der Brautleute Zeichen der Lepra zeigten und auch Scheidungen waren möglich, wenn ein Partner leprös wurde. Die Leprakranken lebten in Feldhütten vor der Stadt oder dem Dorf. Ihren Unterhalt mussten sie sich zusammenbetteln, durften dabei aber nicht mit anderen Menschen in Kontakt kommen. Deshalb mussten sie durch ein Blasen mit dem Horn auf sich aufmerksam machen.

Die Lepra wurde im Mittelalter besonders deshalb gefördert, weil die Städte schnell wuchsen. Wegen der unruhigen Zeiten mussten die Städte mit Wall und Graben befestigt werden. Damit war die Besiedelung außerhalb der Städte begrenzt und es kam zu einer zunehmend dichteren Bevölkerung der Städte, zumal die Landbewohner wegen der größeren Sicherheit in die Städte drängten, auch angelockt durch die größeren Freiheiten, die sie in den Städten hatten.

Die Menschen in den Städten mussten immer näher zusammenrücken. Dadurch wurden die hygienischen Bedingungen immer schlechter, zumal man bei den unverglasten Fenstern zum Schutz vor der Kälte auf die Körperwärme der anderen angewiesen war. Der enge Körperkontakt förderte natürlich die Übertragung der Leprabazillen.

Besonders verheerend wirkte sich das bei den Kleinkindern aus, zumal damals noch das Vorkauen von Speisen durch Erwachsene für die Kinder üblich war. Die Lepra war deshalb in erster Linie eine Krankheit der Kinderreichen und damit der Armen, eine Elendsseuche.

Fast jede Stadt errichtete ein Siechenhaus vor ihren Mauern. Man schätzt, dass damals in der christlichen Welt etwa 19 000 Lepraheime existierten. Jedermann war verpflichtet Anzeige zu erstatten, sobald er wusste oder glaubte, dass eine Person leprös sei. Dadurch war auch Denunziation möglich, wenn z.B. jemand an einer Pilzerkrankung litt. Das führte dazu, das Leiden so lang wie möglich zu verheimlichen, was natürlich wieder die Gefahr der Ansteckung erhöhte.

Später übernahmen die Ärzte die Beschauung. Die Leprabeschauer untersuchten die Haut vom Scheitel bis zur Sohle, untersuchten das Blut (sah das Blut, nachdem es mit Öl begossen wurde, nach 1 Std. wie gekocht aus, war es die Lepra) und den Urin (Bleiasche, die nicht im Urin sank, bestätigte den Lepraverdacht).

Schon Fehldiagnosen hatten den gesellschaftlichen Tod zur Folge. Dafür geleitete man den Erkrankten in einer feierlichen Prozession unter Glockengeläut und Vorantragen eines Kruzifixes in die Kirche. Dort legte man ihn auf einen Katafalk, stimmte Sterbegesänge an, las eine Totenmesse und streute ihm Erde auf die Brust. Die Ehe wurde gelöst, der Besitz fiel an die Angehörigen oder die Kirche.

Die mittelalterliche Gesellschaft verhielt sich ambivalent gegenüber den Leprakranken. Einerseits galt der Aussatz als Folge der Sünden und der Aussätzige war ein büßender Verbrecher, andererseits wollte man durch die Pflege und Betreuung dieser Kranken das ewige Leben im Himmelreich erlangen und sah in dem Kranken den „armen Lazarus", ja sogar den Gekreuzigten selbst.

Unter dem Einfluss des mittelalterlichen Innungswesens schlossen sich auch die Leprakranken zu zunftartigen Verbänden zusammen. Sie bettelten gruppenweise an den Kirchentüren, nahmen an Prozessionen teil und erreichten, dass sie, durch eine Mauer vom Altar getrennt, am Gottesdienst teilnehmen konnten. Für die Leprösen wurden separate Weihwasserbecken angebracht. Vor und nach der Messe sammelten sie mit ihren an langen Stöcken befestigten Klingelbeuteln milde Gaben von den Kirchgängern. Nur während der Karwoche war ihnen gestattet, an den allgemeinen Feierlichkeiten teilzunehmen. Der „arme Lazarus" wurde zum Heiligen der Leprakranken. Der „arme Lazarus" war nach dem neuen Testament der, der mit Geschwüren bedeckt, um die Brosamen seines reichen Namensvetters bettelte. Orte, die heute noch den Namen „Lazarus" tragen, z.B. San Lazare, waren ursprünglich Leprosorien. Später leitete sich davon der Begriff „Lazarett" ab.

Eine ärztliche Behandlung fehlte vollständig, da man davon ausging, dass die Krankheit unheilbar ist. Man hatte vieles versucht wie Schlangenfleisch, Wein, in dem lebende Vipern gesotten wurden, Blut unschuldiger Wesen.

Im 16. Jahrhundert klang der Aussatz im Abendland ab. Ursache dafür waren die isolierenden Maßnahmen aber auch andere Infektionskrankheiten, die die Leprakranken dezimierten. Es dauerte bis in das 19. Jahrhundert, bis man den Erreger der Lepra entdeckte. Der Arzt *Armaner Hansen* in Bergen fand 1873 erstmalig stabförmige Mikroorganismen in ungefärbten Gewebsstückchen von Leprösen. Obwohl 1874 veröffentlicht, wurde sein Bericht nicht ernst genommen. Erst als Neisser sich vom Pflegestift für Aussätzige, in dem Hansen arbeitete, Abstriche von Leprakranken holte, konnte er mit Fuchsin oder Gentianaviolett gefärbte Präparate herstellen, die überzeugten.

Lepra kommt heute nur noch fast ausschließlich in Entwicklungsländern vor wie in Teilen Asiens, Afrikas, Lateinamerika und der Pazifik-Region. Betroffen sind besonders Afrika, Indien, China, Myanmar, Indonesien, Brasilien, Nigeria, Madagaskar und Nepal. In den USA werden jährlich 100–200 Neuerkrankungen gemeldet aus Gebieten, wo viele Emigranten eintreffen. In Deutschland kam es 2003 zu drei importierten Lepra-Erkrankungen.

Die Übertragung ist bis heute nicht vollständig geklärt (Tröpfcheninfektion, Kontakt mit infizierter Erde, Übertragung durch Insekten,

Tätowierung). Man unterscheidet heute die tuberkuloide und die lepromatöse Lepra. Betroffen sind die Extremitäten, Nase, Augen, Hoden und Nerven. Die Lepra kann heute erfolgreich behandelt werden. Antibiotika, Sulfonamide, Glukokortikoide, Antipyretika, Thalidomid sind die entscheidenden Medikamente.

Im Mittelalter kam es zu einem „umgekehrten" Paradigmenwandel. Das Wissen, das in der Antike gewonnen worden war, geriet in Vergessenheit. Man sah das Leiden wieder als gottgewolltes Schicksal an, als Strafe für die Sünden und den Tod als Erlösung von „allen Übeln".

Die Realität wurde als Täuschung empfunden und war keiner weiteren Erforschung wert. Theorien der Antike wurden unverändert beibehalten, auch wenn sie nicht immer richtig waren.

Einzelbeobachtungen genügten für deduktive Schlussfolgerungen und führten deshalb häufig zu Irrtümern. Die Signaturenlehre wurde wieder angewandt (Rotkohl als Pflaster auf Wunden ist gut, weil die rötlichen Blätter des Rotkohls an die Wunde erinnerten). Ärzte überließen den Sterbenden dem Seelsorger.

Die Obrichkeitshörigkeit führte auch dazu, dass die Säftelehre weiter ausgebaut wurde, sodass immer Korrekturen am Verlauf möglich wurden. Damit entstand ein System, das in sich logisch war und den damaligen Bedürfnissen entsprach. Heilmethoden früherer Zeiten wurden weiterverwandt, wie Diäten, Aderlässe, Einrenken von Knochenbrüchen, Versorgung von Wunden, Amputation von Gliedmaßen, Starstechen, Klistieren, Zähnebrechen, aber auch die Anwendung von Heilpflanzen, jedoch nicht verbessert.

Es kam damit weder zu revolutionären noch evolutionären Entwicklungen. Dabei war das Mittelalter reich an Krankheiten, die besonders größere Bevölkerungsgruppen betrafen und eines medizinischen Fortschritts von besonderer Bedeutung bedurft hätten.

So führten die veränderten Lebensumstände wie die Zunahme der Bevölkerung und die Zusammenballung in den Städten mit schlechten hygienischen Umständen zu Seuchen, die nicht nur das Leben der Menschen, sondern auch deren Soziologie und Verhalten veränderten, die bis zu Kriegen und Abbruch von Entwicklungen führten.

Seuchen wie Lepra (Aussatz), Milzbrand (Anthrax), Tuberkulose, Cholera, Diphtherie, Wundinfektionen, Malaria, Pocken (Variola) und die Pest, sowie Fleckfieber, Geschlechtskrankheiten führten zu einem Ausmaß von Leiden und Sterben, wie es vorher nicht bekannt war.

So führte der Aussatz (Lepra) zu so hässlichen Verstümmelungen, dass die Betroffenen von den Mitbewohnern nur schwer zu ertragen waren. Deshalb wurden sie auch ausgesetzt in Feldhütten vor der Stadt oder dem Dorf, wo sie sich ihren Lebensunterhalt zusammenbettelten, aber dabei mit anderen Menschen nicht in Kontakt kommen durften.

Eine Ursache oder Theorie für die Krankheit fand man nicht, es wurde aber auch nicht danach gesucht.

Ein Paradigma entstand somit nicht, das eine Revolution hätte einleiten können. Man fand jedoch im 16. Jahrhundert evolutionär heraus, dass eine Isolation vor weiteren Erkrankungen bewahrte.

Erst im 19. Jahrhundert entdeckte man revolutionär die Lepraerreger (Mykobakterium leprae) und kam über ein Paradigma zur Erkenntnis der Ursache, der Diagnose und durch Entwicklung von Medikamenten (Antibiotika, Sulfonamide, Glukokortikoide, Antipyretika und Thalidomid) zur Verbesserung des Krankheitsbildes.

Gerade die Lepra zeigt, warum sie sich im Mittelalter besonders ausbreiten konnte. Das war aber auch bei anderen Krankheiten deutlich sichtbar.

1.6.2 Milzbrand (Anthrax)

Milzbrand ist in erster Linie eine Krankheit bei Tieren, die auf den Menschen übertragen werden kann. Die Krankheit wird durch die Milzbrandbazillen ausgelöst. Ausgeschieden durch kranke Tiere, können sie sich in sehr dauerhafte Sporen verwandeln. Werden diese durch das Weidevieh aufgenommen, gelangen sie über Lymphgefäße in die Blutbahn und vermehren sich dort rasch. Nach einer Inkubationszeit von 2–3 Tagen führen sie zu einer tödlich verlaufenden Sepsis. Kot und Harn der Tiere sind blutig. Die Milz ist schwarzrot geschwollen und erscheint brandig, daher der Name. Übertragen auf den Menschen kann die Krankheit als Haut, Lungen- oder Darm-Milzbrand verlaufen.

Die häufigste Form ist der Haut-Milzbrand, der meist durch Kratzen und an Fingernägeln haftende Sporen übertragen wird. Es entstehen zunächst kleine Bläschen, die rasch zu einem blauschwarzen kohlähnlichen Brandschorf (Milzbrand-Karbunkel) werden. Besonders bei Hirten, Fleischern, Tierärzten, Abdeckern und Gerbern kommt diese Form des Milzbrands vor.

Je näher die Hautveränderungen zu Hals und Kopf liegen, desto gefährlicher sind sie.

Der Lungen-Milzbrand kommt durch die Einatmung sporenhaltigen Staubs zustande, d.h. besonders bei Berufen, die mit Fellen, Haaren oder Wolle milzbrandkranker Tiere zu tun haben wie Gerber, Kürschner oder Pelzhändler, aber auch z.B. Arbeiter in den Papierfabriken oder den Hirten, die als Sortierer und Zerreißer von Lumpen tätig sind (Hadern-Krankheit).

Darmmilzbrand ist besonders beim Menschen im Gegensatz zum Vieh seltener und wird durch Milch und Fleisch milzbrandkranker Tiere übertragen. Es kommt beim Menschen zu foudroyanten Brechdurchfällen, die nach wenigen Tagen infolge einer Perforationsperitonitis zum Tode führen. Im Mittelalter war der Kontakt mit Tieren sehr eng und die Hygiene wenig ausgeprägt. Immer wieder wird von großen Tierseuchen im Mittelalter berichtet, aber die Not war so groß, dass auch kranke Tiere verarbeitet wurden. Dies führte dazu, dass im Mittelalter der Milzbrand eine häufige Krankheit war.

Nicht nur die Bauern, sondern viele Angehörige von Berufen, die die Häute von Tieren verarbeiteten, waren betroffen, nicht nur Gerber, sondern auch Schneider und Papierhersteller.

Im frühchristlichen Mittelalter sah man den Milzbrand als eine Strafe Gottes oder das Werk böser Dämonen an. Gegen Letztere versuchte man sich zu schützen mit Aufbrennen von Kreuzzeichen auf die Rinder oder Aufstellen von Holzpfosten in den Stallungen. Besonders im Jahr 1223 kam es von Ungarn her zu einer verheerenden Viehseuche. 1250 beobachtete man bei der Bevölkerung eine „Karbunkelseuche". Man versuchte mit Glüheisen die Schwellungen auszubrennen. Da man in den Hungerjahren auch das Fleisch verendeter Tiere aß, kam es in dieser Zeit besonders häufig zu Milzbranderkrankungen. Betroffen war in erster Linie die arme Bevölkerung. Da man der Krankheit hilflos gegenüberstand, rief man Heilige an, insbesondere den Einsiedler Antonius, der als Bezwinger der Hölle und des Teufels galt und damit auch des „höllischen Feuers", wie man die Krankheit auch bezeichnete.

Klöster entstanden, die sich der Pflege der Milzbrandkranken annahmen. Sie hatten zum Teil Erfolg, da sie über mutterkornfreies „Antoniterbrot" verfügten, das zur Genesung half bei Brand, der durch Mutterkornvergiftung entstanden war und von Milzbrand nicht unterschieden werden konnte.

Die Hadern-Mühlen, die Papier herstellten, verbannte man nach außerhalb der Stadtmauern, damit keine Ansteckung erfolgen konnte, wobei man allerdings häufig davon ausging, dass es sich um die Pest handele. Der Darmmilzbrand wurde oft nicht als Milzbranderkrankung erkannt, sondern als „blutige Ruhr" verkannt.

Erst 1849 sah der Landarzt *Dr. Polender* im Blut verendeter Kühe mas-
senhafte, im Mikroskop unbewegliche Stäbchen, jedoch erst 1855 gelang es
ihm, seine Entdeckung in einer Fachzeitschrift zu veröffentlichen. Weitere
Forschungen wurden ihm nicht ermöglicht.

1850 sah der Pariser Arzt *Rayer* im Blut der verendeten Schafe die stäb-
chenförmigen Gebilde, so lang wie etwa die roten Blutkörperchen. Er setzte
allerdings seine Untersuchungen nicht fort.

1856 hat der Direktor der Veterinärschule De la Font in Halfort bei
Paris in infizierten Kaninchen („Versuchskaninchen") die Bakterien wohl
als erster in histologischen Schnitten nachgewiesen.

1863 wurden von Rayers Schüler *Davaine* diese Befunde bestätigt und
die Stäbchen als Ursache für den Milzbrand verdächtigt.

1871 während des deutsch-französischen Krieges bekam der junge deutsche Truppenarzt *Robert Koch* die Milzbrandpublikation von Davaine.
Nach dem Krieg 1872 untersuchte er mikroskopisch das Blut milzbrandkranker Tiere und verglich es mit Blut gesunder Tiere, bei denen er die Stäbchen nicht finden konnte. Es gelang ihm, die Krankheit auf gesunde Tiere
zu übertragen. Da Robert Koch in bescheidenen Verhältnissen lebte, ging
er mit seinen Versuchen auf billigere Tiere über und infizierte Mäuse und
Meerschweinchen. Ihm gelang es, mit der Erfindung des „hängenden Trop-
fens" die Vermehrung der Bakterien zu verfolgen. Er erkannte auch, dass
sich die Bazillen in Sporen verwandeln und auf diese Weise lange Zeiträume
überdauern, um dann wieder zu krankheitserregenden Keimen zu werden.
Damit war geklärt, warum Tiere, die später wieder geweidet wurden, plötzlich erkranken konnten und dass die Krankheit nicht von den Bodenverhält-
nissen bestimmt wurde, wie die damals herrschende Lehre annahm.

Robert Koch war damit der Schöpfer einer modernen Bakteriologie, die
in der Kochschen Trias gipfelte:

1. Der als Erreger anzusehende Keim muss stets im erkrankten Organismus anzutreffen sein.
2. Er darf bei keiner anderen Krankheit als zufälliger und nicht pathoge-
   ner Schmarotzer vorkommen.
3. Er muss, vom Körper vollkommen isoliert und in Reinkultur gezüchtet,
   imstande sein, von Neuem die Krankheit bei bisher gesunden Versuchs-
   tieren zu erzeugen.

Seine grundlegende Schrift war: „Die Ätiologie der Milzbrandkrankheit, begründet auf der Entwicklungsgeschichte des Bazillus anthracis."

In einer Vergleichsstudie konnte *Pasteur* die Wirksamkeit seines Impfstoffes nachweisen und der Milzbrand unter Tieren, und damit unter Menschen wurde nahezu ausgerottet.

Der Schrecken der Krankheit blieb jedoch im Gedächtnis der Menschen haften, sodass man Pläne entwickelte, im Zweiten Weltkrieg mit Milzbrandbomben die Bevölkerung der deutschen Großstädte auszurotten.

Auf der Insel Gruinard in Schottland sollte an etwa 60 Schafen das Material gewonnen werden. Da Großbritannien die notwendigen Mengen nicht produzieren konnte, wurden die USA um Unterstützung gebeten. Berlin, Frankfurt/Main, Hamburg, Stuttgart und Wilhelmshaven waren die vorgesehenen Ziele. Da jedoch erst Mitte 1945 die benötigten Mengen vorhanden waren, war bei der Kapitulation im Mai 1945 der Einsatz nicht mehr notwendig.

1969 wurde in den USA die Forschung über biologische Waffen und die Eignung von Krankheitserregern und Toxinen als Kampfstoff aufgrund zweier administrativer Anweisungen des Präsidenten *Richard M. Nixon* eingestellt.

Weltweit wurde durch eine internationale Übereinkunft die Entwicklung, Herstellung und Lagerung bakteriologischer (biologischer) Waffen und von Toxinwaffen verboten, sowie über die Vernichtung solcher Waffen hinaus 1972 die Forschung dazu geächtet.

1979 kam es in der Sowjetunion akzidentell zur Freisetzung von Milzbrandkeimen, die zu 66 Todesfällen und einem Viehsterben führte.

1993 kam es in Tokyo zur Freisetzung zum Glück apathogener Milzbrandsporen durch die Aum-Shinrikyo-Sekte.

2001 kam es in den USA zu 22 Milzbrandfällen durch mit der Post versandtes Material. 5 Patienten verstarben.

Erdproben von der Insel Gruinard wären heute und noch über 1000 Jahre positiv und mit großen Warnschildern wurde darauf aufmerksam gemacht, dass die Insel nicht betreten werden darf. 1987 wurde die Insel entgiftet und seit 1990 gilt der Zustand der Insel offiziell als unbedenklich.

Wären die Bomben auf die genannten Städte gefallen, wären sie damit mindestens ein halbes Jahrhundert nicht aufbaufähig und unbewohnbar geworden.

Der Milzbrand kommt heute nur noch in Ländern vor, in denen keine Gesundheitsvorschriften bestehen. Die Übertragung erfolgt in der Landwirtschaft durch infizierte Ziegen, Rinder, Schafe und Pferde oder deren Produkte, kann aber auch durch exotische Tiere wie Nilpferde, Elefanten und Büffel übertragen werden. Die Sterblichkeit liegt beim Hautmilzbrand bei 20 %, bei Behandlung heute bei unter 1 %. Der Darmmilzbrand weist unbehandelt eine Mortalität von ca. 50 % auf und der Lungenmilzbrand endet nahezu immer tödlich. Durch eine frühzeitige Behandlung mit Antibiotika (Ciprofloxacin, Doxycyclin, Amoxicillin, Clindamycin, Rifampicin) kann die Letalität des Lungenmilzbrands auf etwa 45 % gesenkt werden. Der Darmmilzbrand ist sehr selten, sodass keine Zahlen über die Sterblichkeit existieren.

Auch beim Milzbrand (Anthrax) sah man die Krankheit im Mittelalter als Strafe Gottes, als Sühne oder als das Werk böser Dämone im mystischen Sinn an. Evolutionär wehrte man sich durch Schutz vor infizierten Tieren und deren Produkten, bis man revolutionär im 19. Jahrhundert die Milzbrandbakterien (Bazillus anthracis) entdeckte und durch einen Paradigmenwandel ein Impfstoff entwickelt werden konnte, sowie nach Ausbruch der Krankheit mit Antibiotika (Ciprofloxacin, Doxycyclin, Amoxicillin, Clindamycin, Rifampicin) behandelt werden kann.

1.6.3 Tuberkulose

Die Tuberkulose ist weltweit die häufigste lebensbedrohliche Infektionskrankheit. Hervorgerufen wird sie durch die Tuberkelbakterien und betroffen sind Gelenke, Knochen, Hirnhaut, Lunge, Lymphknoten, Nieren und Haut. Ansteckungsquelle ist der Mensch durch Tröpfcheninfektion oder das Rind durch die Milch.

Die Schwindsucht war schon im Altertum bekannt. Mit zunehmender Bevölkerungsdichte, aber auch infolge religiöser Handlungen kam es im Mittelalter häufig zu einer Tuberkulose-Erkrankung. Schon das Küssen von Reliquien war eine Infektionsquelle. Dasselbe gilt auch für den Abendmahlskelch oder das Kreisen eines Trinkhorns oder Bechers bei Trinkgelagen. Infolge der Ohrenbeichte waren die Priester besonders gefährdet.

Die auf vielen Darstellungen abgebildeten Buckligen, Krüppel, Hinkenden waren an Knochentuberkulose Erkrankte. Kranke mit Hauttuberkulose wurden häufig als Leprakranke verkannt und erlitten deren Schicksal. Die Erkrankung wurde nicht selten als eine göttliche Strafe für begangene Sünden angesehen, wie wir aus Märchen ersehen können („Der undankbare Sohn", aufgezeichnet von den Brüdern Grimm). Man glaubte im Mittelalter, dass die Hauttuberkulose (Skrofulose) durch Handauflegen des Königs geheilt werden konnte. Zweifler wurden bestraft. Erst *Wilhelm von Oranien* bezeichnete das Ritual 1689 als „einfältigen Aberglauben" und schaffte die Farce ab.

Die Skrofulose wurde allerdings nicht als Tuberkulosemanifestation erkannt. Bei verschiedenen Königen fand man nach dem Tod Kavernen in der Lunge, obwohl die Ansteckung nicht von den Skrofulösen kommen konnte (bovine Tuberkelbakterien sind meist nicht infektiös).

Vorschub leistete der Tuberkulose besonders die Verstädterung. Es nahm nicht nur die Zahl der Städte, sondern auch deren Einwohnerzahl zu, so z.B. Paris von 100 000 gegen Ende des 12. Jahrhunderts auf 240 000 Ende des 13. Jahrhunderts. Florenz hatte 1280 etwa 45 000 und 1339 etwa 90 000 Einwohner. Durch die Stadtmauern wurde die Dichte der Bewohner immer größer und damit auch die Ansteckungsmöglichkeit. In den engen Gassen drang kaum Licht in die unteren Stockwerke der Häuser, sodass Brutstätten der Schwindsucht entstanden.

Begünstigt wurde die Infektion noch durch die ausgeprägte Fluktuation großer Bevölkerungsgruppen z.B. durch die Kreuzzüge. Auch muss man davon ausgehen, dass durch den Kontakt von Lepra- und Tuberkulosekranken wegen der Verkennung der Hauttuberkulose viele Lepröse mit Tuberkulose infiziert wurden. Ebenso trugen die durch die Ohrenbeichte infizierten Priester dazu bei, Beichtende zu infizieren.

Man glaubte im Mittelalter, dass diese Krankheiten durch böse Dämone übertragen werden. Plötzlich auftretender Schmerz wurde als „Abstich" gedeutet. Man setzte Amulette und Gegenzauberformeln gegen die Schwindsucht ein. Eines dieser Schwindworte ist „ABRACADABRA", wobei immer durch Weglassen des letzten Buchstabens ein magisches Dreieck entsteht.

```
A  B  R  A  C  A  D  A  B  R   A
   A  B  R  A  C  A  D  A  B   R
      A  B  R  A  C  A  D  A   B
         A  B  R  A  C  AD A
            A  B  R  A  C  A  D
               A  B  R  A  C   A
                  A  B  R  A   C
                     A  B  R   A
                        A  B   R
                           A   B
                               A
```

Das Schwinden des Wortes wurde gleichgesetzt mit der Hoffnung auf das Schwinden der Krankheit. Man schrieb diese Worte auf kleine Zettel und trug sie in Umhüllungen um den Hals.

Zur Verbreitung der Tuberkulose und anderer Infektionskrankheiten trug auch das damals übliche Spucken bei, das allerorten üblich war. Auch die Mode langer Schleppen trug dazu bei, dass Keime in die Wohnungen verschleppt wurden.

Die Tuberkulose war im Mittelalter nicht heilbar und verlief deshalb meist tödlich.

Erst 1546 beschrieb der Arzt *Girolama Fracastoro* (1483–1553) in seinem Werk „De contagionibus et contagiosis morbis" den Ansteckungscharakter dieser Krankheit, die man zuvor als erblich ansah.

Im 17. Jahrhundert entdeckte man durch Sektionen die Veränderungen in der Lunge.

Erst 1761 stellte *Giovanni Battista Morgagni* (1682–1771) in seinem Werk „De sedibus et causis morborum *per anatomen* indagatis libri quinque" fest, dass bestimmte Krankheiten Sitz in Organen haben.

Auenbrugger war es dann, der durch Beklopfen des Brustkorbs die Tuberkulose in die Lunge lokalisieren konnte. Er überprüfte seine Methode der Perkussion durch Experimente an der Leiche.

Laennec (1781–1826) erfand dann die Auskultation mit einem Hörrohr. Das Hörrohr wurde das Symbol des Arztes im Mittelalter und wurde später durch das Stethoskop abgelöst, das man jetzt wie eine Kette um den Hals trägt.

Klencke und Villemin konnten im 18. Jahrhundert die Tuberkulose bei Tieren übertragen.

Robert Koch konnte 1882 die Erreger der Tuberkulose isolieren und auf festen Nährböden und im Tierversuch nachweisen. Vorzeitig und auf Druck der Politik gab Koch seine Ergebnisse mit Tuberkulin bekannt, das bei Meerschweinchen die Tuberkulosekrankheit hemmen konnte. Die großen Hoffnungen auf eine gleichartige Wirkung beim Menschen wurden zerstört, jedoch erhielt Tuberkulin als Diagnostikum ständige Bedeutung.

Einen therapeutischen Fortschritt stellte die Pneumothorax-Behandlung von *Forlanini* (1882) dar, der durch Ruhigstellung der Lunge Heilungen bewirkte.

Finsen erreichte 1896 die Heilung einer Hauttuberkulose.

Bernhard kam 1902 auf die Idee, dass direkte Sonnenbestrahlung nicht nur Wundeiterungen, sondern auch die Haut- und Knochentuberkulose heilen könnte.

Robert Koch entdeckte um die Jahrhundertwende (1899/1900), dass es verschiedene Tuberkuloseerreger, den Typus humanus und den Typus bovinus, letzterer vom Rind, gibt. Durch hygienische Maßnahmen wie Aufstellen von Spucknäpfen, Warnungen vor dem Ausspucken, Anhusten und -niesen nahm die Tuberkulosesterblichkeit ab.

Calmette und Guérin führten 1924 die BCG-Impfung mit abgeschwächtem bovinen Stamm ein. 1930 starben in Lübeck 77 Kinder nach einer BCG-Impfung, was zu erheblichen Ressentiments gegenüber Frankreich führte. Man stellte dann aber fest, dass Tuberkulosekulturen des Typus bovinus mit dem Typus humanus verwechselt worden waren. Dieses Unheil führte dazu, dass die BCG-Impfung zwar nur zögerlich durchgeführt wurde, jedoch die Mortalität um ca. 50 % reduziert wurde. Nach erfolgreicher BCG-Impfung fällt allerdings der Tuberkulintest als diagnostisches Hilfsmittel aus.

Die zweifelhafte Wirkung der Therapie in den Hochgebirgs-Sanatorien der Schweiz wurde von Klabund und Thomas Mann geschildert.

Wirksam waren die Entwicklungen nach dem 2. Weltkrieg mit der Entdeckung der Antibiotika und Chemotherapeutika wie Streptomycin, Isoniazid

(INH), p-Aminosalicylsäure (PAS). 1970 kam Rifampicin dazu. Die Tuberkulose-Erkrankung wurde beherrschbar und nahm sehr deutlich ab, allerdings tragen seit 1984 HIV-Infektionen und Resistenzentwicklungen gegen Antibiotika wieder zu ihrer Zunahme bei.

Als Mittel der Wahl gelten heute Isoniazid, Rifampicin, Pyrazinamid und Ethambutol. Durch die kombinierte Anwendung entsteht eine niedrige Resistenzinduktion. Bei Resistenzentwicklung stehen mit Kanamycin, Amikacin, Capreomycin u. a. weitere Arzneimittel zur Verfügung, sodass bei einer adäquaten Behandlung heute nahezu immer eine Heilung möglich ist.

> Die Tuberkulose war als Schwindsucht schon in der Antike bekannt, nahm aber im Mittelalter durch die Änderung der Lebensumstände erheblich zu. Auch hier bestanden anfänglich mystische Vorstellungen bezüglich der Ursache und eine Heilung nur z.B. durch Handauflegen des Königs wurde für möglich gehalten.
>
> Evolutionär kam es zu keinem Fortschritt in der Erkennung und Therapie der Tuberkulose. Erst revolutionär durch die Entdeckung der Tuberkelerreger (R. Koch) entwickelte sich ein Paradigma für eine Impfung und Klimatherapie in Hochgebirgs-Sanatorien, und durch einen Paradigmenwandel kam es zu einer Chemotherapie (Streptomycin, Isoniazid, p-Aminosalicylsäure und Rifampicin sowie bei Resistenzentwicklung z.B. Kanamycin und Amikacin).

1.6.4 Cholera asiatica

Auch die Cholera ist eine ansteckende Krankheit, die bereits nach wenigen Stunden bis Tagen zu heftigem Durchfall und Erbrechen führt. Infolge der massiven Durchfälle und des Wasserverlustes des Körpers kommt es zu einer Bluteindickung, Kreislaufkollaps, Untertemperatur, sodass bei 50–60 % und bei Kindern und alten Leuten in bis zu 90 % der Tod eintritt.

Erreger sind die Choleravibrionen, die nur für den Menschen pathogen sind. Auch Gesunde und Genesende können die Erreger ausscheiden und stellen eine gefährliche Infektionsquelle dar.

Die zunehmende Bevölkerungsdichte im Mittelalter und auch die immer häufigere Ansammlung vieler Menschen förderten die Choleraerkrankungen. So kam es 1325 nach einem Fest des Fastenbrechens der Mohammedaner von Delhi zu einer sehr schweren Cholera-Epidemie. Von Indien breitete sich die Seuche auch über Europa aus, aber die großen Seuchen brachen erst nach dem Mittelalter in der Neuzeit aus wie z.b. nach dem Siebenjährigen Krieg (1756–1763), 1817–1823, 1826–1837, 1841–1862, 1864–1875 und noch 1882–1896. Diese letzte Cholerapandemie begann in Ägypten, breitete sich über Indien aus, wo Robert Koch die Cholerabakterien entdeckte und auch die Gefahr der Masseninfektion durch das verseuchte Trinkwasser erkannte, und führte zu der schweren Choleraepidemie 1892 in Hamburg, bei der 17 000 Menschen erkrankten, von denen 8600 starben.

Diese Epidemie bewirkte eine intensive Sanierung deutscher Städte, vor allem galt die erste Sorge der Bereitstellung von einwandfreiem Trinkwasser, um explosionsartige Choleraausbrüche zu verhindern.

Als Therapie steht neben allgemeinen Maßnahmen wie gründlichem Abkochen der Nahrungsmittel und sauberem Trinkwasser im Vordergrund eine Normalisierung des Flüssigkeitshaushalts, die Zufuhr von Elektrolyten über Infusionen und die Gabe eines Antibiotikums entsprechend der Empfindlichkeit des Erregers. In der Regel sind Tetracycline wirksam, im Bedarfsfall kann jedoch auf andere Antibiotika wie Furazolidin, Erythromycin, TMP-SMX, Norfloxacin ausgewichen werden. Heute steht auch ein oraler Totimpfstoff zur Verfügung, der aber nicht gegen alle Choleratypen schützt (0139 Bengal).

Cholera-Epidemien traten im Mittelalter, aber auch noch im 19. Jahrhundert häufig auf. Auch hier leisteten die mittelalterlichen Lebensumstände deutlichen Vorschub. Erst die revolutionäre Entdeckung des Paradigmas, dass man sich durch nicht verseuchtes Trinkwasser schützen konnte, führte zur weiteren evolutionären Entwicklung, dass durch Normalisierung des Flüssigkeits- und Elektrolythaushalts und durch Antibiotika bzw. oralen Totimpfstoff die Krankheit wirksam behandelt werden konnte.

1.6.5 Diphtherie

Die Diphtherie ist eine bakterielle Infektionskrankheit mit einer Inkubationszeit von 2 bis 5 Tagen, wobei die Übertragung durch Tröpfcheninfektion erfolgt. Es kommt zu einer Entzündung in der Nasen- und Rachenschleimhaut mit Erstickungsanfällen, und die Gefahr für den übrigen Körper geht von den Toxinen der Diphtheriebakterien (Corynebacterium diphtheriae) aus, die zu Herzrhythmusstörungen, Myokarditis und späterem plötzlichem Tod führen können.

Die Diphtherie war bereits im Altertum bekannt und forderte besonders unter den Kindern als gefährliche Rachenkrankheit viele Todesopfer. Als im Mittelalter größere Menschenansammlungen entstanden, wurden auch die Infektionsmöglichkeiten für die Diphtherie deutlich erhöht.

Bereits im frühen Mittelalter kannten arabische Chirurgen die Tracheotomie, womit sie die Patienten vor dem Erstickungstod retteten. Die Mönchsärzte, die bis ins späte Mittelalter die Medizin betrieben, distanzierten sich wieder von den praktisch-chirurgischen Methoden des „Halsabschneidens".

Die Kreuzzüge und der zunehmende Handel führten im Mittelalter zu immer bedrohlicher werdenden Seuchen. Obwohl *Guillaume de Baillon* (1536–1614) sich fragte, ob nicht eine Eröffnung der Kehle sinnvoll wäre, führte er sie nicht durch.

Besonders nach der Zeit des Mittelalters kam es infolge von Truppenansammlungen zu schweren Seuchen auch unter der Zivilbevölkerung, vor allem, wenn in der kalten Jahreszeit die Menschen sehr eng zusammenlebten. Bittprozessionen, wobei die Wundmale des Gekreuzigten geküsst wurden, trugen zur Ausbreitung der Diphtherie bei.

Erst 1645 griff der Arzt *Marco Aurelio Severino* den Gedanken Baillons auf, führte eine Eröffnung der Luftröhre durch und setzte einen Metalltubus ein. Doch fand er keine Nachfolger.

Verhängnisvoll wirkte sich auch aus, dass man die Rachenbräune und den Krupp für zwei verschiedene Krankheiten hielt und nicht an eine Ansteckung dachte. Bei einer von Napoleon initiierten Preisfrage nach der Natur und Behandlung des Krupp 1807 wurden Ausführungen über eine gemeinsame und infektiöse Identität nicht berücksichtigt.

Pierre Bretonneau (1778–1862) erkannte endlich die gemeinsame Ursache der Rachenbräune und des Krupps in der Bildung eines Häutchens (Diphtherie) und den infektiösen Charakter der Krankheit. Er führte in schweren Fällen die Tracheotomie durch und ein. *Trousseau* führte sie dann auch schon bei leichteren Fällen durch. Trotzdem starben auch nach der zunächst erfolgreichen Tracheotomie noch viele Kinder und man erkannte den Zusammenhang mit dem Herztod. Viele Ärzte, die Diphtheriekranke untersuchten und behandelten, starben an der Diphtherie.

Friedrich August Loeffler, ein Mitarbeiter Robert Kochs, züchtete zum ersten Mal 1884 Diphtheriebakterien aus dem Rachen und Kehlkopf von Kindern, die an Diphtherie verstorben waren. Da er in den Organen keine

Bakterien fand, ahnte er schon, dass die Bakterien Gifte produzieren, welche die Gefäßwände schädigen. *Emil Roux und Yersin* konnten dann die tödliche Wirkung der Diphtherie-Bakterientoxine nachweisen. *Emil von Behring* (1854–1917) entwickelte dann ein Gegengift (Antitoxin) gegen das Diphtherietoxin. Damit begann der Siegeslauf der Serumtherapie. Größere Mengen an Serum gewannen sie von einem Hammel, der zufällig als unnützer Fresser mit Diphtheriekultur auf Empfindlichkeit getestet wurde. Er war empfindlich und daraufhin konnte anstatt der Meerschweinchen mit nur kleinen Serummengen der Hammel eingesetzt werden, um die nötigen Mengen an Serum zur Impfung zu bekommen.

1891 wurde zum ersten Mal von *Behring und Wernicke* ein aufgegebenes diphtheriekrankes Kind mit dem Serum behandelt und gerettet. Die Heilung wurde als Wunder empfunden. Später gewann man das Diphtherieserum vom Pferd. In Frankreich konnte die Sterblichkeit von 52 % auf 24,5 % gesenkt werden. Von Behring war es, der dann auch die aktive Impfung entwickelte.

Die Diphtherie kommt heute noch in Gegenden vor, in denen Menschen unter wirtschaftlich schlechten Bedingungen beengt zusammenleben müssen. So kam es 1990 in den neueren unabhängigen Staaten der früheren Sowjetunion zu einer Diphtherie-Epidemie mit maximal 17,29 Fällen pro 100 000 Einwohnern, die durch Massenimpfungen reduziert werden konnten. In den Tropen kommt es heute noch bevorzugt zu Hautdiphtherie, die sich besonders auf anderen Hautkrankheiten entwickelt. In Deutschland traten in den letzten Jahrzehnten nur Einzelfälle auf und der letzte Sterbefall war 1997 gemeldet worden.

Bei Diphtherieverdacht wird heute sofort eine Behandlung mit Antitoxin eingeleitet und Penicillin gegeben. Bei Kontaktpersonen erfolgt nach Entnahme von Nasen/Rachenabstrichen prophylaktisch eine Antibiotikatherapie unabhängig vom Impfstatus. Falls kein Impfstatus besteht, wird eine aktive Immunisierung durchgeführt, eine Auffrisch-Impfung erfolgt, wenn die Impfung 5 Jahre zurückliegt.

Auch bei der Diphtherie kam es erst nach einem revolutionären Paradigmenwandel durch die Entdeckung der Diphtheriebakterien (Corynebacterium diphtheriae) zu einer evolutionären Entwicklung mit der Tracheotomie, Gewinnung des Gegengifts (Antitoxin) gegen das Diphtherietoxin (Serumtherapie), Gabe eines Antibiotikums (z.B. Penicillin) und aktiver Impfung und damit zu einer wirksamen Therapie.

1.6.6 Wundinfektionen

Dazu zählen Tetanus, Gasbrand, Sepsis und Kindbettfieber.

Der Wundstarrkrampf (Tetanus) wird durch die Toxine der Tetanusbazillen hervorgerufen. Die Tetanusbazillen kommen im Darm von Haustieren, insbesondere von Pferden und Rindern vor. Sie gedeihen unter Sauerstoffabschluss (Anaerobier) und bilden Sporen als Dauerformen, die sich über Jahre in der Erde halten und neu infizieren können.

Wie der Name schon sagt, führt die Krankheit zu Krämpfen, die meist im Gesicht beginnen, die Zungen-, Mundboden- und Schlundmuskulatur betreffen und dann den ganzen Körper erfassen, sodass es zu Starrkrämpfen des ganzen Körpers kommt, die schon durch geringe äußere Reize wie Berührung, Erschrecken, ja sogar einen Luftzug ausgelöst werden können. Das Bewusstsein bleibt erhalten und der Patient stirbt eines qualvollen Erstickungstodes.

Auch der Gasbrand oder das Gasödem entsteht durch anaerobe Sporen bildende Bazillen aus dem Darm von Pferden und Rindern und kann aus der Erde und dem Straßenschmutz zu Infektionen z.B. nach Verkehrsunfällen führen. Durch die Toxine und unter Gasbildung kommt es zu einer Anschwellung und zum Absterben des Gewebes. Nach Verletzungen kann es zu einer Wundinfektion mit verschiedenen Bakterien kommen, die, wenn der ganze Körper betroffen ist, zur Sepsis führt.

Auch beim Kindbettfieber handelt es sich um eine bakterielle Krankheit durch Übertragung von Keimen durch die Geburtshelfer. Am häufigsten handelt es sich dabei um Streptokokken, Staphylokokken und Kolibakterien.

Sehr eindringlich wird der Wundstarrkrampf in den hippokratischen „Epidemien" beschrieben, ebenso die Krepitationen beim Gasbrand und die Muskelkrämpfe bei Müttern nach der Geburt und bei Neugeborenen. Die exakten Beschreibungen des Altertums zeigen aber auch die Hilflosigkeit der Ärzte, die sich auf die Vorhersehbarkeit des Leidens und des Todes beschränkte.

Die Errungenschaften der Antike in der Linderung dieser meist tödlichen Krankheiten gingen im Mittelalter, der Zeit der Völkerwanderungen, verloren.

Dazu trug aber auch die Einstellung der Kirche bei, die ein „Wühlen im Fleisch" der „Auferstehung" als hinderlich ansah. Besonders der blutigen wundärztlichen chirurgischen Behandlung stand die Kirche feindlich gegenüber („Die Kirche scheut das Blut"); und so wurde den Mönchen, die vorzugsweise im frühen Mittelalter die Medizin ausübten, die Wundheilung zunehmend verboten, womit die Wundbehandlung den Barbieren, Feldscherern, Schmieden und Scharfrichtern zufiel. Eine chirurgische Versorgung fand z.B. während der Kreuzzüge nicht mehr statt. Die Völkerwanderungen, die Kreuzzüge und die erdverbundenen Lebensumstände mit häufigen Verletzungen im Mittelalter leisteten auch den Infektionskrankheiten wie Wundstarrkrampf, Gasbrand und Sepsis erheblichen Vorschub.

Die Wundbehandlung bestand im Eingießen von Öl und Wein in die Wunden, dazu kam ein Notverband mit Leinenlappen, Salben, Heilkräutern und Wurzeln, die oft Erdsporen enthielten und eine vielleicht harmlose Wunde zur schweren Wundinfektion machten.

Man versuchte, die Wunden mit glühenden Eisen auszubrennen und erkannte schon die Schädlichkeit der Eiterung. *Hugo Borgognoni* aus Lucca empfahl schon um 1200 peinlichste Sauberkeit. Aber dieses Wissen setzte sich im Mittelalter nicht durch und erst in der Neuzeit erkannte man den infektiösen Charakter dieser Krankheiten, als sich durch die Feuerwaffen die Verwundungen mehrten und auch schwerer wurden.

Paracelsus (1493–1541) war einer der Ersten, der die Gefährlichkeit der Wundversorgung mit Stoffresten erkannte und der auch vor voreiligen Amputationen warnte.

Auch als *Ambroise Paré* (1510–1590) <Abb. 15>, wohl der größte Kriegschirurg des 16. Jahrhunderts, das Öl ausging und er sah, dass es den Unversorgten besser ging, setzte er sich vehement gegen das Ausbrennen der Wunden ein, konnte sich allerdings gegen die medizinische Fakultät nicht durchsetzen, nicht zuletzt auch, weil er seine Erfahrungen in der Sprache des Volkes, d.h. nicht in Latein niederschrieb. Er griff auch wieder die in der Antike bereits geübte Gefäßnaht und Gliederligatur zur Blutstillung auf.

Es kam dann eine Zeit im 17. Jahrhundert, in der Amputationen sehr großzügig durchgeführt wurden. Die rücksichtslose Kriegsführung Friedrichs II forderte viele Opfer durch den Tetanus und Gasbrand, auch dadurch, dass die „französische Methode" des Amputierens nur bei kaltem Brand durchgeführt werden durfte.

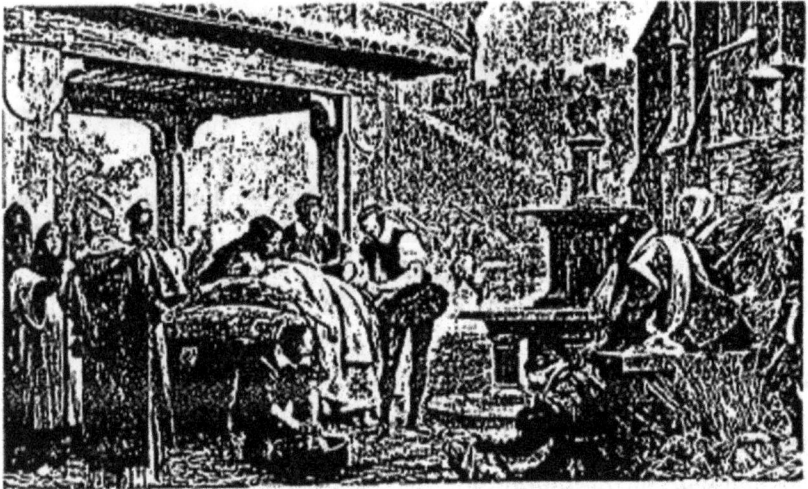

Abb. 15: Ambroise Paré bei der Belagerung von Metz. Er unterbindet die Schlagader eines Gewehrschützen. Reproduktion des Gemäldes von T. Chartran (1849–1907), das sich in der Sorbonne befindet. (aus: R. Rullière. Die Kardiologie bis zum Ende des 18. Jahrhunderts In: Sournia, Poulet, Martiny (Hrsg.), Illustrierte Geschichte der Medizin, Bd. 3, Andreas& Andreas, Verlagsbuchhandel, Salzburg 1980, S. 989)

Schon im Mittelalter fiel auf, dass Verwundungen in der Wüste und später im 18. Jahrhundert auch Verwundungen im Wald nicht zu Tetanus führten, jedoch auftraten, wenn man in die Nähe eines Dorfes kam.

Larrey (1766–1842), der Begleiter Napoleons, führte die Frühamputation noch im Gesunden ein und ließ die Wunde offen. Auch vermied er, die Verwundeten in Kriegshospitäler zu verlegen, sondern schickte sie ins Hinterland und nach Hause, wo sie häufiger genasen. Ein Aufenthalt in einem Hospital war gefährlicher umzukommen als eine Schlacht.

Heute tritt Tetanus noch in Ländern mit unzureichender Hygiene wie Indien mit 200 000 Fällen pro Jahr auf.

Ein ähnliches Problem war das Kindbettfieber, das oft zwei Drittel der Entbundenen sterben ließ.

Ignaz Semmelweis (1818–1865) fiel die unterschiedliche Sterblichkeit in den Gebärkliniken auf, in denen Studenten bzw. Hebammen ausgebildet wurden (11,4 %/2,7 %) und er erkannte, dass die Studenten die Krankheit

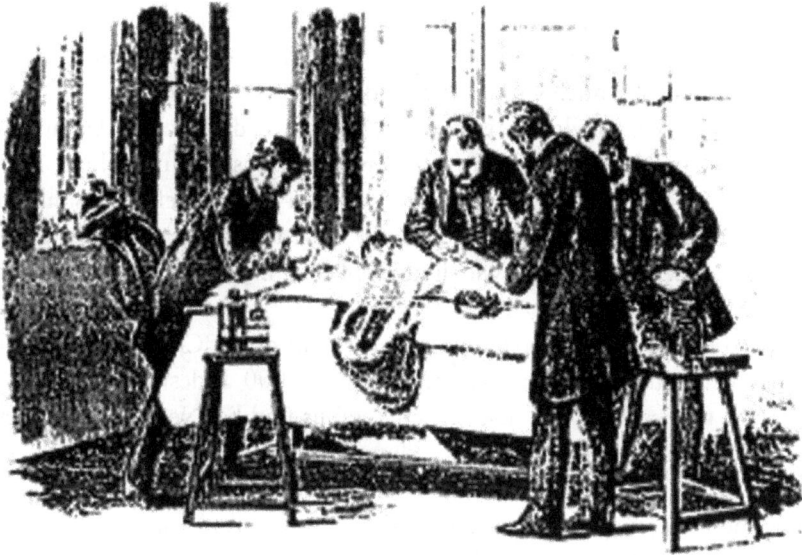

Abb. 16: Chirurgische Operation unter Zerstäubung von Karbolsäure mit Listers Gerät. Illustration aus Antiseptic surgery von W. Warson Cheyne, London 1882 (In: Peter Schneck: Geschichte der Medizin systematisch, Unimed Verlag AG Bremen und Lorch/Württbg., 1997, S. 176)

vom Seziertisch übertragen. Durch das Waschen der Hände mit Chlorwasser sank die Kindbettsterblichkeit von 12 % auf 2,45 %.

Durch die Erfindung der Chloroform-Narkose nahm die Wundinfektion eher noch zu, da Amputationen als Schau-Auftritte besonders häufig durchgeführt wurden.

Der Chirurg *Joseph Lister* (1827–1912) war es, der die Idee hatte, dass die Wundinfektion durch die Luft kommt. Er erzeugte im Operationszimmer Phenolnebel (Karbolspray) <**Abb. 16**> und legte auf die Wunden Phenolläppchen. Der Erfolg beseitigte die antike Ansicht des „pus bonum et laudabile". Die Sterblichkeit nach Amputationen sank von 46 % auf 15 %. Wundstarrkrampf war damals zu 90 % tödlich.

Robert Koch verfeinerte die Mikroskopiertechnik so, dass 1884 Rosenbach die Eitererreger Staphylokokken und Streptokokken differenzieren konnte. *Nicolaier* konnte 1885 durch Beimpfung von Erde Tetanus auf Versuchstiere übertragen, 1886 wies *Rosenbach* Tetanusbazillen im Wundsekret

Tetanuskranker nach und 1889 züchtete *Kitasato* im Labor von Koch Rein-kulturen von Tetanusbazillen. 1890 gelang *Behring* die Passivimpfung gegen Tetanus und 1893 auch gegen Gasbrand durch *Eugen Fraenkel*.

Der Übergang von der Antisepsis zur Asepsis wurde durch die Dampfste-rilisation der Tücher ermöglicht, was zur Operationskleidung führte. 1896 wurde das Tetanusantitoxin entwickelt und im Ersten Weltkrieg sank die Zahl der Tetanuserkrankungen auf unter 1 ‰. Der Gasbrand konnte erst 1944 nach der weiteren Entwicklung des Penicillins erfolgreich behandelt werden.

Der Tetanus (Wundstarrkrampf), verursacht durch Clostridium tetani, führt auch heute noch weltweit jährlich zu 50 000 Todesfällen. Auch bei Müttern gibt es noch den maternalen Tetanus und bei Neugeborenen den Tetanus neonatorum in den Entwicklungsländern.

Die Erreger kann man in Kulturen von Wundabstrichen nachweisen. Ein fehlender Nachweis schließt jedoch eine Tetanuserkrankung nicht aus. Die Mortalitätsrate liegt weltweit bei 50 %.

Die Therapie erfolgt durch die Freihaltung der Atemwege, Einsatz von humanem Immunglobulin, Neutralisierung nichtfixierter Toxine, Verhinde-rung weiterer Toxinproduktion, Sedierung, Kontrolle von Muskelspasmen und Hypertonizität, Regelung des Flüssigkeitshaushalts und Beherrschung von Infektionen sowie kontinuierliche pflegerische Maßnahmen. Entschei-dend ist die Prophylaxe durch die primäre Immunisierung.

Tetanus, Gasbrand, Sepsis und Kindbettfieber waren im Mittelalter häufig, und es existierten keine Paradigmen hinsichtlich Entstehung, Diagnose und Behandlung dieser Krankheiten.

Es handelt sich um bakterielle Erkrankungen, wobei Bakterien im Mittel-alter unbekannt waren.

Erst im 19. Jahrhundert entstand die Idee einer Infektion, die unterschied-lich behandelt wurde (Öl, Ausbrennen von Wunden, Wundbehandlung mit Kräutern).

Dieses revolutionäre Paradigma wurde zunächst verworfen, als diese Methoden ineffektiv waren und erst als die Bakterien gefunden und durch Asepsis, Antisepsis und Chemotherapie behandelbar wurden, leitete es eine evolutionäre Entwicklung ein.

1.6.7 Malaria

Die Entwicklungsgeschichte der Malaria

Nach Angaben der Weltgesundheitsorganisation leben über 2 Milliarden Erdenbürger oder etwa 40 Prozent der Weltbevölkerung in Malaria-Endemiegebieten. Die Zahl der Erkrankten schätzt man auf Millionen, wobei jährlich zwei Millionen sterben. In tropischen Ländern sterben bis zu einem Viertel der Kinder an Malaria. Die Malaria begleitet die Menschheit über Jahrmillionen und hat die Entwicklung der Menschheit wesentlich beeinflusst.

Altertum

Unter der Malaria hatten bereits die ersten Kulturvölker in den großen Stromtälern des Nils, Euphrats und Tigris, des Indus und Ganges, des Huang He und Jangtsekiang viel zu leiden. Nur in den gut bewässerten Flusstälern gediehen ausreichend Ernten, aber durch die periodischen Überschwemmungen gediehen auch die Malariamücken. Als Beweis dient die vergrößerte Milz bei Mumien, bei denen die Eingeweide nicht entfernt wurden. Aber auch in den Papyri aus dem Jahr 2500 v. Chr. finden sich Berichte, die auf jährlich wiederkehrende Seuchen hinweisen.

Die Ägypter behandelten das Wechselfieber mit der Anrufung der Götter und Dämonen und das Tragen von Amuletten. Und obwohl man damals den ursächlichen Zusammenhang mit den Stechmücken nicht kannte, schützten sich die Ägypter vielfach gegen die Stechmücken mit Netzen.

683 v. Chr. beeinflusste erstmals die Malaria die Weltgeschichte. Zu dieser Zeit eroberte der assyrische König Sanberib das ganze Jordantal und war auf dem Weg nach Jerusalem. Am Morgen vor dem Sturmangriff fand man 185 Mann tot. Daraufhin brachen die Assyrer den Krieg ab. Das Wunder konnte erst 1917 geklärt werden, als die britische Armee Jerusalem erobern wollte. Ihr gelang die Eroberung. Als sie aber nach Damaskus vorrückte, schickte man wegen des schwülen Wetters zweihundert Soldaten zur Erholung in die kühlere Bergstadt Jerusalem, von denen am nächsten Morgen 100 gestorben waren: Malaria tropica. Sie hatten sich im Jordantal angesteckt. Damit war das biblische Wunder geklärt.

Die Gefahr in den fruchtbaren Tälern des Nils, Euphrat und Tigris entstand wegen der kriegsbedingten Zerstörung der Kanäle durch feindliche Invasionen, was zur Bildung von Sumpfgebieten und Malariagebieten führte.

Schon früh tauchte der Verdacht auf Fieberfliegen auf. So versuchte man im 6. Jahrhundert v. Chr. in Sizilien, Süßwasser in die Kanäle und fauligen Brackwassersümpfe zu pumpen und durch große Feuer Seuchen zu verhindern.

Die hippokratischen Ärzte erkannten schon die ehernen Rhythmen der Fieberanfälle und auch die unterschiedlichen Malariaformen (Wechselfieber). Sie unterschieden schon die Quotidiana, tägliches Fieber, das Dreitagefieber (Tridios) und das Viertagefieber (Tetradios). Danach unterscheiden wir heute noch die Malaria tertiana und quartana und bei der Quotidiana die Malaria tropica.

Der kausale Zusammenhang zwischen dem Sumpffieber und der Kachexie war den Hippokratikern schon bewusst, aber auch der zwischen Klima und Krankheit: „Wenn der Winter trocken und reich an Nordwind, der Frühling aber reich an Regen und Südwind ist, dann muss der Sommer viel Fieber mit sich bringen." Die Vergrößerung der Milz schrieben sie dem Genuss schlechten Wassers zu (aus sumpfigen, stehenden Wasserteichen): „Man muss eine gesunde Milz haben, wenn man solches Wasser trinkt." Behandelt wurde mit Milzkräutern (Asplenium, Chrysosplenium).

Schuld an der Ausbreitung der Malaria hatte auch die rücksichtslose Abholzung der Wälder wegen des Seekriegs mit Persien. Die sich ausbreitende Schaf- und Ziegenwirtschaft machte den Baumnachwuchs zunichte. Die Erosion und Versumpfung der Täler förderte zusätzlich die Malaria. Somit hat Malaria auch zum Verschwinden Athens beigetragen. Meeresbuchten verschwanden und es entwickelte sich sumpfiges Land (geoepidemiologische Umwandlungen). So verschwanden die Stadt Myos (Mückenstadt) oder Herakleia, Milet und Ephesos. Unter der Vorstellung der vergifteten Luft infolge miasmatischer Ausdünstungen der Sümpfe und Lagunen baute man schachbrettartig große und breite Straßen zur besseren Luftzirkulation. So wurden die Eroberung Siziliens und die Einnahme von Syrakus verhindert. Die Entwaldung und steinige Umwandlung Siziliens war durch die Malaria bedingt.

Alexander der Große wurde ein Opfer der Malaria (33 Jahre alt) und damit wurde der Untergang des persischen Weltreichs besiegelt.

Die frühe römische Geschichte wurde stark von der Malaria beeinflusst (Punische Kriege). Damals erkannte man den Zusammenhang mit den Mücken als kleinste Wesen, welche durch Nase und Mund in den

Körper gelangen (Erste Idee von Mikroorganismen als Infektionserreger von Krankheiten). Durch Umsiedlung von in Sumpfgebieten liegenden Städten in höher gelegene Gegenden verschwand die Seuche.

Cicero (106–43 v.Chr.) unterschied bereits Tertiana- und Quartana-fieber. *Galen* erkannte, dass die Quartana die harmloseste Fieberart sei. Das Aufkommen des Großgrundbesitzes förderte die Malaria, indem die Bewirtschaftung großer Flächen mit Sklaven zur Verarmung der kleineren Bauern und Vernachlässigung der Entwässerungsanlagen führte. „Quartana te teneat" (Die Quartana soll dich holen).

Das Atrium mit offenem Dach und Wasserbecken (Regenwasser) war die ideale Brutstätte für die Fiebermücke. Netze gegen die Fliegenplage waren schon bekannt. Viele Städte gingen wegen der Fieberkrankheit zugrunde.

Man rief die Götter an, Madonna della Febbre, früher Dea febris, später die Zwillingsbrüder Kosmas und Damian.

Malaria der versumpften Halbinsel wurde zur Beschützerin gegen die Germanen und Barbaren und hatte entscheidenden Einfluss auf den Untergang der Goten und Vandalen wie zum Beispiel *Alarich* (370–410 n.Chr.), *Theoderich* (454–526 n.Chr.), nicht dagegen die Langobarden, die sich in der gebirgigen Landschaft Oberitaliens niederließen. Auch der Hunnenkönig *Attila* ist wahrscheinlich wegen der Fieberseuche umgekehrt.

Mittelalter

Im Kampf des Papstes gegen die Könige und Kaiser des Heiligen Römischen Reiches half die Malaria dem Papsttum, da nur im Frühjahr die Überquerung der Alpen, aber im Sommer keine Belagerung möglich waren.

Ein deutsches Erbkaisertum von der Nordsee bis zum Mittelmeer zu errichten scheiterte am Tod *Heinrich VI* (1190–1197), Sohn *Barbarossas* an der Ruhr. Er war mit *Konstanza*, der Erbin des normannischen Königreichs Sizilien, verheiratet. 1191 versuchte er die Eroberung des Inselreichs Sizilien, doch eine schwere Malaria-Epidemie zwang ihn, die Belagerung von Neapel abzubrechen. Das Fieber zerstörte sein Heer und er konnte sich nur durch die Flucht retten, starb aber 1197 unerwartet bei dem Versuch, Unruhen und Verschwörungen auf Sizilien niederzuschlagen an einem mit Malaria komplizierten Ruhranfall.

Friedrich II (1194–1250), der Sohn von Heinrich VI, wurde durch die Malaria relativ wenig in seinem Machtstreben beeinflusst. In diesem

Malariagebiet bestand eine gewisse Immunität. Jedoch Nicht-Immunisierte aus dem Norden starben wie auch seine Nachfolger aus dem Norden, die nicht immunisiert waren. So sein Sohn Konrad IV (1250–1254) und auch dessen Sohn Konradin indirekt insofern, als er wegen Umwegen über die Berge, wodurch sein Heer den Anschluss an die Pisaner Flotte verlor, in der Schlacht bei Tagliacozza (1268) besiegt und öffentlich in Neapel hingerichtet wurde. Auch Kaiser *Heinrich VII* (1308–1313) erkrankte in Florenz und starb in Buonoconvento an der Malaria. Es war besonders der Reisanbau, der in den kunstvoll bewässerten Feldern ideale Brutstätten für die Anophelesmücken bildete.

Letztendlich vergeudeten die Deutschen ihre Kräfte in Italien und scheiterten an der Malaria, während England und Frankreich in Nationalstaaten erstarkten.

Neuzeit

So mancher Spross der Familie Borgia starb nicht durch Gift, sondern an der Malaria. Auch *Albrecht Dürer* (1471–1528) starb wohl an der Malaria, als er die Niederlande mit ihren langsam fließenden Kanälen und stimmungsvollen Polderlandschaften, Brutstätten der Malariamücken, durchstreifte.

Das erste Mittel, das gegen die Malaria eingesetzt wurde, war Chinin, gewonnen aus der Chinarinde. Afrikanische Expeditionen waren mit einer ca. 50 %igen Mortalität verbunden. *Stanley* erzählte, dass er immer ein Moskitonetz mit sich führte, wurde aber nicht ernst genommen. Man vertraute nur dem Chinidin, 3x 0,5g, so der Afrikaforscher *Georg Schweinfurth* (1836–1925).

Mikrobiologische Ära

Der französische Militärarzt *Louis Alphonse Laveran* (1845–1922) entdeckte bei Malariakranken im Blut „kleine, amöboide bewegliche Gebilde", die er im Blut von Gesunden niemals finden konnte. Sie waren nur während der Fieberanfälle zu finden und nicht, wenn eine Chininmedikation durchgeführt wurde. Er stellte aber auch fest, dass die Parasiten während einer Chininmedikation aus dem Blut verschwinden.

Im Blut vermehren sich die Malariaparasiten ungeschlechtlich weiter, wobei der Zerfall von Parasiten in junge Teilungsformen (Schizonten) zum Fieberanfall führt.

Als *Ross* lernte, die Teilungsformen der Malaria zu erkennen und damit Fieberanfälle vorauszusagen, galt er als Prophet.

Ein erstes Paradigma bei der Malaria (Wechselfieber) fand sich schon im Altertum mit der Anrufung der Götter und Dämonen sowie zum Schutz das Tragen von Amuletten.
Den Ägyptern fiel aber bereits als erster Paradigmenwandel auf, dass man sich mit Netzen vor den Stechmücken und damit vor der Krankheit schützen kann. Evolutionär wurde dieses Paradigma weiter ausgebaut, als man in der Antike die Rhythmen der Fieberanfälle und den Zusammenhang mit dem Sumpffieber feststellte. Eine weitere evolutionäre Weiterentwicklung bestand in der Annahme kleinster über Mücken übertragener Wesen und im 19. Jahrh. die Entdeckung der Malariaerreger, sowie deren medikamentöse Behandlung mit Chinin.

1.6.8 Pocken (Variola)

1980 teilte die WHO mit, dass es durch weltweite Impfprogramme gelungen sei, die Pocken auszurotten. Es handelt sich bei den Pocken um eine sehr gefährliche akute Virusinfektion, die in verschiedenen Stadien verläuft:
Initialstadium:
  Bild wie schwere Infektion mit Bettlägerigkeit und Hautausschlag am Unterbauch und an den Oberschenkeln
Eruptionsstadium:
  Pockenausschlag, rote Knötchen im Gesicht und am Rumpf, Bläschen, Hagelkörnergefühl, quälende Kopf- und Kreuzschmerzen
Suppurationsstadium:
  Wasserhelle Bläschen werden trüb und eitrig, perlmutterartiger Glanz, Halo, Delle (Pockennabel), erneuter Temperaturanstieg, Verschlimmerung des Allgemeinzustandes, Augenlider stark geschwollen, auch Lippen, Unkenntlichkeit des Gesichts, Schwellung der Schluck- und Atemwege, Hornhautaffektionen bis zur Erblindung, Schwerhörigkeit bis Taubheit.
Exsikkationsstadium:
  Eintrocknung der Pusteln, Schorf, Krusten, Pockennarben bei vereiterten Pusteln, bei schweren Verlaufsformen (Variola haemorrhagica) Blutungen in die Haut oder in die Pusteln (blauschwarz bis schwarz), Form, die fast immer tödlich verläuft (schwarze Blattern), Verwechslung mit der Pest, lebenslange Feiung. Mortalität bei Ungeimpften 10–30 % (aber auch bis 90 %), bei Geimpften 5–7 %.

Die Übertragung besonders im katarrhalischen Stadium erfolgt durch Tröpfchen, Gegenstände sind hochinfektiös, ebenso das Berühren der Pockenleiche. Das Virus ist lang lebensfähig in Kleidern und Fliegen.

Die Krankheit war schon im Altertum bekannt (Altes Testament) und hatte auch den peloponnesischen Krieg (431–404 v. Chr.) mitentschieden. Im Mittelalter des 4. und 5. Jahrhunderts wurden die Pocken durch die Einfälle der Hunnen in den Westen gebracht. Die pockennarbigen Hunnen, gefeit gegen diese Krankheit, sorgten für eine rasche Verbreitung bei den kaum durchseuchten germanischen Hilfsvölkern. Varila (Diminutiv von Varus= Knötchen). Besonders in Gallien wütete die Seuche. Die Königin von Burgund (Nibelungen?) starb und ihre beiden Leibärzte wurden auf ihren Wunsch hin enthauptet (Vergiftung).

Ungarische Reiterscharen verbreiteten die Pocken auch im Süden Deutschlands (Scheffels Ekkehard). Über die gesamte damalige Welt verbreiteten sich die Pocken, d.h. bis Grönland, eine damals blühende normannische Kolonie.

Besonders die Eroberungen der Moslems trugen zur Verbreitung der Pocken bei. Da sie zunehmend zu einer Kinderkrankheit wurden, nahm man in der mehr fatalistisch eingestellten moslemischen Welt an, dass beim ungeborenen Kind eine Vergiftung durch das nicht mehr abfließende Menstrualblut die Pocken hervorruft. Damit war die Erkrankung an Pocken unabwendbar und schicksalhaft und der Gedanke an eine Infektion konnte so nicht aufkommen.

Im 15. Jahrhundert waren die Pocken in vielen europäischen Ländern allgemein verbreitet. Man sah sie als unvermeidliche Kinderkrankheit an. 1445 erlagen ihr 6000 Kinder in Paris. Auch in Deutschland waren die Pocken endemisch. Die Pocken wurden aus den nordafrikanischen Ländern über Portugal nach Europa verschleppt.

Die Vernichtung der Urbevölkerung Mexikos durch die Spanier war zu einem entscheidenden Anteil der Pockenkrankheit zuzuschreiben. Sowohl die Azteken als auch das Inkareich wurden nur vernichtet, weil die Indianer die Pocken nicht kannten. Auch die Übernahme der christlichen Religion in Mexiko und Peru war nur durch diese Seuche möglich, da ja nur die Indianer und nicht die Spanier getötet wurden. Für die Indianer erschien die Seuche als Strafe des Gottes der Eroberer, sodass die Pocken die Hauptursache für die Vernichtung der Indianer waren. Manches Schicksal der Herrschenden wurde durch den Pockentod in den Familien entschieden.

Die Pocken wurden von fünf Sechstel aller Menschen im 17. und 18. Jahrhundert durchgemacht und jährlich starben in Westeuropa etwa 400 000 Personen an der Krankheit. „Pocken als Kinderkrankheit macht ein Kind erst dann zu einem Kind, wenn es die Pocken überstanden hat."

Gluck, Haydn, Mozart und *Beethoven* waren pockennarbig! Ein besonderes körperliches Kennzeichen war, wenn jemand *nicht* pockennarbig war. Man ging davon aus, dass die Pocken das Ergebnis einer physiologischen Säftereinigung war, die jeder durchmachen müsse.

Erst *Johann Friedrich Struensee* (1737–1772) erkannte Pocken als ansteckende Krankheit: „Ein Brief, der von einer Person, die die Blattern hat, geschrieben wird und über 50 Meilen auf der Post geht, gibt demjenigen, der ihn liest, die nämliche Krankheit. Gewiß eine unglaubliche Sache, wenn sie nicht durch viele Beyspiele bestätigt worden wäre." Viele Menschen starben trotz Inokulation, wobei Eiter aus Pusteln Gesunden eingepflanzt wurde. Wenn auch diese Inokulation, richtig in der Menge durchgeführt, vor dem größeren Übel (Tod) bewahrte, waren es gerade die Überlebenden, die zur Verbreitung der Seuche beitrugen. *Struensee* hatte auch darauf hingewiesen, dass Inokulierte mindestens 14 Tage isoliert werden müssen. Er war einer der Ersten, der die Kontagiosität erkannte. Ohne diese Erkenntnis trug die Inokulation zur Verbreitung der Krankheit besonders bei. Man bemerkte dies und hat die Inokulation auch teilweise verboten. Es wäre auch wohl zum vollständigen Verbot gekommen, wenn nicht Jenner die Vakzination erfunden hätte.

Edward Jenner (1749–1823) erfand die Kuhpockenimpfung. Barbara Villies: „Blattern kann ich nicht bekommen, weil ich bereits die Kuhpocken gehabt habe." Entscheidend war, dass man nicht nur die Kuhpockenlymphe, sondern auch die Lymphe von Menschen zur Impfung benutzen konnte, denn Kuhpockenlymphe war rar.

Die Pockenerkrankung wirkte sich noch bis ins 19. Jahrhundert aus, z.B. beim Krieg 1870/71, wo 23 400 französische Soldaten wegen unregelmäßiger Impfung und nur 278 deutsche Soldaten starben.

1978 waren die Pockenviren ausgerottet. 200 700 Männer und Frauen führten eine Impfaktion der WHO in 70 Ländern der Erde durch. Die WHO

schrieb einen Preis von 1000 $ aus für den, der einen Pockenkranken ent-
deckt. 1977 und 1978 kamen nur noch Laborinfektionen vor.

In Atlanta und in Moskau gibt es noch in Sicherheitslabors Pockenviren.

Die Pocken (Variola), die seit 1980 durch weltweite Impfprogramme ausgerottet sind, traten im Mittelalter besonders häufig auf. Ein erstes revolutionäres Paradigma war, dass die Pocken in der Schwangerschaft Folge des nicht
mehr abfließenden Menstrualblutes durch eine Vergiftung beim ungeborenen
Kind sind, andererseits aber wurden sie auch als Strafe Gottes angesehen.
Auch wurde die Ansicht vertreten, dass die Pocken das Ergebnis einer physiologischen Säftereinigung waren, die jeder durchmachen müsse. Über die
Kuhpockenimpfung kam man dann zu der wirksamen Pockenimpfung beim
Menschen (evolutionäre Weiterentwicklung).

1.6.9 Die Pest

Beim Menschen äußert sich die Pest in der ungefährlichen Beulenpest bzw.
Bubonenpest und der hochinfektiösen und gefährlicheren Lungenpest. Der
dunkle Auswurf und die sich dunkel anfärbenden Hautblutungen haben im
Mittelalter zu der Bezeichnung „Schwarzer Tod" geführt.

Im Altertum war die Pest vor allem eine Strafe Gottes. Bereits damals
erkannte man einen Zusammenhang mit einer Mäuse- oder Rattenplage
und der Immunität nach Überstehen der Krankheit. In der Antike ging man
davon aus, dass die Pest durch verunreinigte Luft entstand (Miasmalehre).

Das Mittelalter ist dadurch geprägt, dass das irdische Leben nur die
Vorbereitung für das Jenseits ist. Entsprechend ging es in erster Linie nicht
darum, alles für das irdische Leben zu tun und der Stellenwert der Heilkunde verringerte sich dadurch. Das Christentum wurde im untergehenden
Römischen Weltreich zur Staatsreligion und bestimmte damit nicht nur
das Denken, sondern auch das Tun. So wurden Schulen und Akademien
geschlossen, Ärzte vertrieben.

Als 542 jedoch plötzlich in Byzanz (Konstantinopel) die Pest auftrat,
waren Ärzte nicht aufzutreiben, die sachgemäß die Beulen versorgten, und
die Gebete zu den Heiligen und die Reliquienverehrung halfen nicht. Die
„Justinianische" Pest ging vom Meer aus und drang in das Landesinnere vor.

Prokopius bemerkte schon, dass Patienten, bei denen die Beulen aufbrechen und der Eiter sich entleert, gerettet werden können, nicht dagegen
diejenigen, bei denen die Lymphknoten nekrotisieren. Er beschrieb auch,

dass viele plötzlich mit Bluterbrechen starben. Auch die hohe Sterblichkeit bei werdenden Müttern sah er.

An manchen Tagen starben bis zu 10 000 Menschen, das Leben erlahmte, die Städte verödeten, die Sitten verfielen. Die Hälfte der Bevölkerung von Byzanz starb.

Durch die Pest war es Kaiser Justinian nicht möglich, das alte Römische Weltreich wieder zu errichten. Die Langobarden eroberten die Poebene und errichteten die Lombardei.

Die Seuche weitete sich bis Frankreich aus, aber auch in den Süden Italiens und dauerte bis 590.

Die Pest 628 ermöglichte es den Arabern, das persische Kaiserreich und den Osten des oströmischen Kaiserreichs zu erobern.

Man geht zwar in der Geschichtsschreibung von 7 Kreuzzügen in 200 Jahren aus, in Wirklichkeit bestand jedoch ein ständiges Kommen und Gehen, und mit dem Warenaustausch gelangte auch die Ratte nach Europa. Die Ratten vermehrten sich in den engen mittelalterlichen verschmutzten Städten und Häusern sehr rasch und so brach im 14. Jahrhundert aus heiterem Himmel die Pest aus.

Sie ging von China aus, wo 13 Millionen Menschen an der Pest starben. China gehörte damals zum Weltreich der Mongolen, und die Pest begünstigte, dass China die Mongolenherrschaft abstoßen konnte. Über die Seidenstraße gelangte die Pest nach Europa. Pilgerscharen, die vor der Pest flüchteten, trugen zur Verbreitung der Krankheit bei. Da italienische Schiffe nicht in italienische Häfen eingelassen wurden, suchten sie französische Häfen auf und verbreiteten damit die Seuche über Frankreich und Italien. Man stoppte die Sterbeglocke, da sie sonst den ganzen Tag geläutet hätte. Die Ärzte waren hilflos.

Boccaccio schilderte im „Decamerone" die Vorgänge. Bei den Betroffenen kam es zunächst zu Schwellungen in der Leistenbeuge und Achselhöhle (Beulenpest), später kam es zu schwarzen oder bläulichen Flecken am ganzen Körper, Vorboten des Todes (Schwarzer Tod). Bei den Flecken handelt es sich um Blutungen.

Vom März 1348 bis Juni 1349 sollen nach *Boccaccios* Angaben in Florenz mehr als 100 000 Menschen gestorben sein. Auch in Siena starb etwa die Hälfte der Bürger. In Rom errichtete man zum Dank für die Befreiung von der Pest die 124 Stufen zählende Treppe zur Kirche „Santa Maria in Ara coeli" neben dem Kapitol.

Von Marseille gelangte die Pest 1348 nach Avignon, die damalige Residenz des Papstes. Da die Ärzte ohnmächtig waren, flohen sie. *Papst Clemens VI* überlebte zurückgezogen in seinen Räumen „zwischen zwei Feuern".

1348 erreichte die Seuche Paris und Calais und sprang nach England über. In England ging die Bevölkerung von vier auf zweieinhalb Millionen zurück. In Oxford starben zwei Drittel der Studenten.

Auf den Meeren trieben Schiffe mit der toten Mannschaft. Strandeten diese Schiffe, brachten sie den Tod an Land.

1349 erreichte die Pest Frankfurt am Main. Im selben Jahr starben in Deutschland etwa 120 000 Menschen an der Pest. 1350 wurde Lübeck von der Pest erfasst. Besonders betroffen waren die Mönche des Franziskanerordens, die besonders in den ärmeren Gegenden wohnten und wirkten. Von 1348 bis 1350 starben 124 434 Barfüßermönche, Minoriten, wie sich die Franziskaner selbst bezeichneten.

In wenigen Jahren sollen etwa 25 Millionen Menschen, ein Viertel der europäischen Bevölkerung, der Pest zum Opfer gefallen sein. Die Pest dauerte in Deutschland bis 1352. Es setzte eine Landflucht ein, die die verwaisten Städte füllte, allerdings unter unhygienischsten Bedingungen.

Opfer der Pest wurden auch die Juden, die man der Brunnenvergiftung beschuldigte. Die Geißler, die die Juden der willkürlichen Pestverbreitung bezichtigten, verschleppten selbst die Pest in so manche Stadt, wie 1349 nach Straßburg. Aus Mangel an Arbeitskräften lag die Landwirtschaft darnieder. Es kam zu Bauernaufständen, die rücksichtslos vom Adel niedergeschlagen wurden.

Eine gewisse Erleichterung brachte die Verkalkung mit Kalkmilch, die man in verseuchte Wohnungen, Friedhöfe und Fäkalgruben schüttete. Trotz der falschen Prämisse –denn man ging von Miasmabildung aus – führte sie zur Verminderung der Ratten und Abnahme der Pestseuche. Zur Verminderung der Ratten führten auch die häufigen Brände der Fachwerkhäuser. Deshalb hielt sich auch die Pest in den deutschen Städten nicht so kontinuierlich.

Man schützte sich vor der Pest auch dadurch, dass man Neuankömmlinge zunächst isolierte, d.h. auf Inseln verbannte, bevor man sie in die Städte ließ. Man beließ die Neuankömmlinge 40 Tage auf den „Inseln", d.h.

nahm sie in Quarantäne. Auch verbot man z.B. in Venedig öffentliche Feste und Gottesdienste. Es war eine richtige Maßnahme ohne wissenschaftliche Begründung und nur abgeleitet aus Erfahrung und Beobachtung, vielleicht aber auch nur aus einem ablehnenden Gefühl heraus.

Damals entstanden auch die Darstellungen der Totentänze. Wegen der vielen Toten mussten die Toten wieder exhumiert werden, damit Platz für neue Tote geschaffen wurde. So finden wir in den Gräbern Schicht auf Schicht der Skelette. Die häufig besuchten Totenstätten wurden zu Orten der Begegnung mit Verkaufsständen und Prostituierten.

Orte, von denen die Pest ausging, waren Wien und besonders Konstantinopel. Martin Luther beschreibt in seinen Briefen die Pestkranken und die Flucht der Überlebenden, während er selbst aushielt. Er scheint von der Ansteckungsgefahr durch direkten Kontakt mit ungewaschenen Händen gewusst zu haben, da er sich Vorwürfe machte, seine Tochter mit ungewaschenen Händen um den Mund herum berührt zu haben.

Im 15. Jahrhundert wuchs die Erkenntnis, dass die Pest durch Berührung der Kleider und des Hausrats Verstorbener übertragen werde. An einem immer weiter „vererbten" Pelzkleid sollen viele gestorben sein, bis man es verbrannte. Man dachte an Miasma, das aus dem Pelz ströme und nicht an die Flöhe, die sich hier besonders gerne einnisten.

Ambroise Paré (1510–1590) deutete schon das scharenweise Auftreten von Ratten als Vorboten einer drohenden Pestepidemie.

Der Dreißigjährige Krieg wurde von der Pest begleitet. Jeder Heereszug zog die Pest mit sich und sorgte für die Verbreitung und Verwahrlosung der Gegend. Im Herbst 1634 starben in Regensburg 10 000 Menschen an der Pest. Die Straßen lagen voller Leichen. Die Leichenträger warfen Kieselsteine an die Fenster, erschien niemand, holte man die Opfer aus dem Haus. Viele Dörfer verschwanden, 1645 lagen in Württemberg 8 Städte, 54 Dörfer und 30 000 Häuser in Asche. 30 % der städtischen und 50 % der ländlichen Bevölkerung waren eingebüßt. 1629 Städte und 18 310 Dörfer waren zerstört. In der Stadt Mailand starben 150 000 Einwohner, davon mindestens 86 000 an der Pest.

Die Uneinsichtigkeit der Bevölkerung, die die Pest nicht wahrnehmen wollte, jedoch beim Eintritt der Seuche auch nicht zugeben wollte, sich geirrt zu haben, suchte nach Sündenböcken, um damit von der eigenen Schuld abzulenken. Prozessionen, die der Abwehr der Pest dienen sollten, führten zu deren Aufflackern. Besonders gefährdet waren die sog. Pestsalber, von denen man annahm, dass sie Wände und Bänke mit infektiösem Material beschmieren. So konnte ein harmloses Berühren einer Wand oder Bank zum Lynchtod führen.

In Venedig starben 1630 etwa 500 000 Menschen an der Pest. Aus Dankbarkeit für die überstandene Pest entstanden in Venedig die Kirche Santa Maria della Salute, die Oberammergauer Passionsspiele, der Münchner „Schäfflertanz".

Athanasius Kircher glaubte 1631, aus dem Blut und dem Pest-Eiter unter dem Mikroskop kleine Würmer als Erreger der Pest auszumachen. Wenn auch die Würmer nicht die Erreger der Pest waren, setzte sich doch die Ansicht durch, sich vor der Pest durch Schutzmasken und -kleidung schützen zu können. Die Apotheker trieben einen schwungvollen Handel mit Pestwässern. Auch das Eau de Cologne soll seinen Ursprung in einem Pestwasser haben.

Bei einer Pestepidemie 1665 in London kam es zu einem wahren Exodus. Damit wurde die Pest immer mehr die Krankheit der armen Leute, die keine Mittel zur Flucht hatten.

Wöchentlich starben mehr als 700 Menschen. In der Woche vom 31. Juli starben 3000 Menschen an der Pest. Totenkarren fuhren durch die Straßen, voraus ging jemand mit dem Ruf: „Bringt eure Toten heraus!" Um die Bevölkerung nicht zu beunruhigen, untertrieb man die Zahl der Toten, wahrscheinlich lag sie bei 10 000. Erst durch einen Großbrand am 7. September kam die Pest in London zum Erliegen.

Über Ungarn kam 1679 die Pest nach Wien. Alle, die konnten, flohen. Da Totengräber fehlten, verpflichtete man Schwerverbrecher aus Gefängnissen zu ihren Diensten.

Chirurgen wurden gefesselt zu Kranken geschleppt. In den Pesthospitälern war die Hygiene so schlecht, dass sich Pest-Verdächtige erst dort infizierten. Die Pestsäule, 1687 bis 1693 errichtet, erinnert an die Seuche. In Wien starben bis 1679 insgesamt 140 516 Menschen an der Pest. Bereits 1713 kam es wieder zu einer Pestepidemie in Wien. Man hatte jedoch aus der Pestepidemie von 1679 gelernt und verschärfte die Isoliermaßnahmen. Grenzwälle, eigentlich Militärgrenzen gegen umliegende Länder, wurden errichtet und Pestwächter sorgten für rechtzeitige Maßnahmen.

Die letzte große Pestepidemie fand in Marseille statt. 1720 starben in Marseille täglich 1000 Menschen, 2000 Leichen stapelten sich auf dem place de la Tourette, 457 von 698 Galeerensträflingen starben als Leichenträger, ferner 250 Priester und 35 Ärzte.

Damals gelang es dem Medizinprofessor *Deidier*, Pest bei Tieren zu übertragen.

Es dürfte mehrere Gründe für das Erlöschen der Pest in Europa geben: Fachwerkhäuser wurden durch Steinbauten ersetzt, die Hausratte als Hauptträgerin der Pest wurde von der Wanderratte aus dem Osten verdrängt, zunehmend verbesserten sich die hygienischen Bedingungen besonders im Heer Napoleons, im Gegensatz zu den Moslems, die befallene Orte nicht verlassen durften, flohen die Christen bei Ausbruch der Pest.

Massensterben von Ratten besonders in östlichen Ländern mit Leistenbubonen bei den barfuß gehenden Chinesen und Achselbubonen der schuhtragenden Japaner weckten die Erkenntnis der Übertragung durch die Ratten.

Als die Kronkolonie Hongkong (1894) von der Pest erfasst wurde, schickten Frankreich und Japan Forscher in die Kolonie. *Alexander Yersin* (1863–1943) entdeckte den Pesterreger, der zu seinen Ehren Yersinia pestis genannt wurde.

Kitasato entdeckte hingegen nur einen Begleiterreger.

Yersin konnte die Erreger auch auf andere Tiere übertragen und erkannte die Ratte als erstes Glied der Infektkette.

1895 wurde in Paris unter *Calmette und Borrel* ein Impfstoff entwickelt.

Dem Spanier *Simond* fiel auf, dass sich bei pestkranken barfuß gehenden Indern auf der Haut des Fußrückens winzige Bläschen entwickelten. Die Ähnlichkeit mit einem Flohstich erregte bei ihm den Verdacht, dass der Rattenfloh der Überträger der Pesterreger ist. Experimentell konnte er nachweisen, dass keine Übertragung von einer kranken zu einer gesunden Ratte erfolgen kann, wenn er zuvor bei den beiden im Glaskasten sitzenden Ratten die kranke Ratte von allen Flöhen befreit hatte.

Man konnte nun durch Bekämpfung der Ratten die Pest verhindern, was in Indien aber erhebliche Schwierigkeiten bereitete, da sie als unberührbar gilt.

So starben 1918 in Indien 11 Millionen Menschen an der Pest.

In der Folgezeit kam es auch zu einer Übertragung der Pest auf andere Nagetiere wie Eichhörnchen in Kalifornien, das sibirische Murmeltier oder das mongolische „Tarhagen".

Heute kommt die Pest noch bei wilden Nagetieren wie Ratten, Mäusen, Eichhörnchen und Präriehunden vor und kann bei Menschen nur noch sporadisch auftreten wie z.B. in den Südweststaaten der USA.

Die Diagnose erfolgt durch den Erregernachweis aus Blut, Sputum oder Lymphknotenaspirat. Die Keime lassen sich kulturell oder im Tierversuch isolieren. Serologisch ist u.a. die Komplementbindungsreaktion möglich.

Unbehandelt sterben Patienten mit der Bubonenpest zu 60 %, meist an einer Sepsis. Unbehandelte Patienten mit Lungenherden sterben innerhalb von 48 Stunden.

Prophylaktisch haben sich 500mg Tetracycline alle 6 Std. per os bewährt. Eine Immunisierung mit einer standardisierten Totvakzine bietet zwar Schutz, ist jedoch in der Regel nicht notwendig.

Eine sofortige Behandlung nach Ausbruch der Krankheit senkt die Mortalität auf 5 %. Die Therapie besteht in der Gabe von Streptomycin, alternativ Tetracyclin und bei Pestmeningitis Chloramphenicol, wobei allerdings schon dagegen multiresistente Stämme entdeckt wurden.

Bei der Pneumonie muss eine strenge Isolierung erfolgen und bei Kontaktpersonen die Messung der Körpertemperatur alle 4 Stunden.

Im Mittelalter starben besonders viele Menschen an der Pest im 14. Jahrhundert. Damals beobachtete man schon, dass mit der Pest eine Rattenplage auftrat.

Man behandelte schon damals verseuchte Wohnungen, Friedhöfe und Fäkalgruben und ging davon aus, dass Ursache der Pest giftige Dämpfe waren, die vom Erdboden aufsteigen (Miasmatheorie). Man brannte deshalb zur Verminderung der Rattenplage Fachwerkhäuser ab, isolierte Neuankömmlinge (Quarantäne), verbot öffentliche Feste und Gottesdienste (1. revolutionäres Paradigma).

Das Paradigma wurde evolutionär weiterentwickelt, da man von einer Übertragung von Mensch zu Mensch ausging.

Im 17. Jahrhundert glaubte man, dass kleine Würmer die Pesterreger seien (weitere evolutionäre Entwicklung des Paradigmas).

Im 19. Jahrhundert wurde der Pesterreger (Yersinia pestis) entdeckt und die Ratte als erstes Glied in der Infektkette ausgemacht. Die Übertragung der Keime von der Ratte erfolgt dabei über den Rattenfloh.

1895 wurde ein Impfstoff entwickelt.

Die Krankheit kann heute prophylaktisch mit Tetracyclinen behandelt werden und bei Ausbruch der Krankheit mit Streptomycin, Tetracyclin, Chloramphenicol.

Bei der Pest kam es relativ früh durch die gleichzeitige Beobachtung eines Rattensterbens zu einem revolutionären Paradigma, das evolutionär durch weitere Erkenntnisse zur Ausrottung der Krankheit führte.

Eine revolutionäre Entwicklung ist im weiteren Verlauf nicht erkennbar.

1.6.10 Fleckfieber (Typhus exanthemicus)

Überträger bei dieser Infektionskrankheit sind die Kleiderläuse von Mensch zu Mensch. Das Fieber schnellt hoch bis auf 40–41 Grad und gleichzeitig kommt es zu grippeähnlichen Allgemeinerscheinungen mit Mattigkeit, Glieder-, Kreuz- und Kopfschmerzen. Nach 2–3 Tagen kommt es auf der Haut besonders im Brust- und Bauchbereich, aber auch an den Extremitäten zu rötlichen, etwa linsengroßen Flecken, die das Gesicht und meist auch die Handteller und Fußsohlen freilassen. Gleichzeitig kommt es zu Hautblutungen (Polymorphismus des Exanthems). Das Bewusstsein ist getrübt und man sieht alles wie durch einen Nebel (Typhus). In der zweiten Woche können Delirien bis zu Wahnvorstellungen auftreten.

Es handelt sich um eine Gefäßerkrankung. In den Wänden der Kapillaren kommt es durch die Erreger des Fleckfiebers zu Entzündungen. Diese Gefäßschäden führen in der Haut zu Petechien, im Gehirn zu nervösen und psychischen Symptomen. Diese Krankheit wurde deshalb im vorigen Jahrhundert auch „Nervenfieber" genannt.

Der Schweregrad der Gefäßveränderungen im Gehirn und der Zustand des Kreislaufs entscheiden über die Prognose. Bei Kranken über 40 Jahre sterben mehr als die Hälfte. Kinder erkranken hingegen häufig ohne Symptome. Typisch sind auch Gangräne der Finger und Zehenspitzen, der Ohrläppchen und der Nasenspitze sowie der männlichen Geschlechtsteile.

Das Überstehen der Krankheit hinterlässt eine dauerhafte Immunität.

Epidemien können auftreten, wenn fremde Personen in verlauste Gebiete kommen, wie dies besonders in Kriegen der Fall ist.

Prophylaktisch kommen Entlausung durch Insektizide und Schutzimpfungen in Betracht, therapeutisch Tetracycline.

Fleckfieber gab es bereits bei der starken Verlausung im Altertum. Allerdings ahnte man damals noch nicht, dass die Läuse die Überträger sind.

In einer hippokratischen Schrift fand sich folgende Krankengeschichte: „Er bekam Fieber. Zugleich entstand in der Luftröhre ein so heftiger Fluss (Katarrh), dass dieser ihn am Sprechen hinderte. Die Fieberhitze nahm zu, zugleich der Husten und die Expektoration von wässrig-schleimigem Auswurf. Im Fortgang der Krankheit Schmerz im Brustkorb. Beim Versuch, aufzustehen oder die Lage zu verändern, geriet er in große Beklemmung und Schweiß rann ihm vom Gesicht. Nach Ablauf von 14 Tagen klangen alle Beschwerden ab, und nach einiger Zeit kehrte auch die Kraft in Hände und Schenkel zurück."

Galen (129 – nach 200 n. Chr.) ging davon aus, dass der kalte Nordwind auf das Gehirn wirkt wie eine Faust, die einen vollgesogenen Schwamm auspresst und der im Gehirn gebildete Schleim durch die Nase abläuft.

Auch für *Aristoteles* war das Gehirn ein „Receptaculum phlegmatis" (Behältnis des Schleims), das das Blut abzukühlen hat.

Im Mittelalter berichten arabische Schriften, dass als *Ludwig der Heilige* (1249) während seines Kreuzzuges die Nilfestung Damiette eroberte, unter seinem Ritterheer eine Seuche ausbrach, bei der Fieber und ein Schnupfen so groß waren, dass Katarrh vom Kopf durch die Nasenlöcher floss.

Im großen medizinischen Lexikon der Schule von Salerno im 13. Jahrhundert findet sich folgendes Lehrgedicht:

„Wenn man öfters schneuzen muß,
fließt das Rheuma auf die Brust,
dass man wohl bisweilen hust',
wird es Katarrh genannt,
außerdem ist noch bekannt,
wenn er in die Nase fällt,
dass er sich wie Schnupfen hält."

Man hielt also über Jahrhunderte daran fest, dass die Erkältung sich im Gehirn als Schleimbildung manifestiert und dieser über die Kopföffnungen abfließt.

Im Mittelalter waren unhygienische Zustände und Schmutz durch asketische Ansichten und religiöse Schwärmereien der christlichen Mönche mit einem Glorienschein der Heiligkeit umgeben. Baden wurde von den

Kirchenvätern abgelehnt, da es zur Unkeuschheit verführe. Läuse waren „die Perlen des lieben Gottes".

Besonders gefördert wurde das Fleckfieber durch die Lebensgewohnheiten der Armen, die zusammengepfercht in den Kleidern schliefen.

Weil die Läuse Plagegeister waren, gab es die Lauser. Nur dazu legten die Herrscher den Kopf einst in den Schoß von Untergebenen.

Wegen der geringen Bevölkerungsdichte und der Ortsansässigkeit kam es im Gegensatz zur Antike nicht zu größeren Epidemien. Lediglich, wenn sich ein verlauster Fremder verirrte, konnten lokale kleinere Epidemien entstehen.

In der Neuzeit erlangte Fleckfieber durch die großen Söldnerheere eine größere Bedeutung und entschied so manche Kriege, Macht- und Landbesitze. Man schätzt, dass die Bevölkerung Deutschlands von 16–20 Millionen auf 4–6 Millionen sank.

Die letzte große Fleckfieberepidemie in Deutschland ereignete sich 1885 mit 120 000 Toten.

Charles Nicolle entdeckte im Pasteur-Institut in Tunis den Zusammenhang des Fleckfiebers, Flecktyphus, Kerkerfiebers, Schiffsfiebers oder Hungertyphus mit den Läusebissen und wies die Übertragung von Mensch – Laus – Mensch nach. Durch Vernichten der Läuse konnte er die weitere Ausbreitung verhindern.

H.W. Ricketts und Wilder, amerikanische Mikrobiologen, fanden im Blut von Patienten und Läusen kleine ellipsoide Mikroorganismen. 1910 nach einem vorläufigen Bericht starb Ricketts mit 39 Jahren am Fleckfieber.

Mit Hilfe der Weil-Felix-Reaktion erkannte man das Vorhandensein der Fleckfiebererkrankung und als Erreger fand man Rickettsia Prowazeki.

Anfang des 20. Jahrhunderts fand man auch einen Impfstoff und das DDT (Dichlordiphenyl-trichloräthan) zur Vorbeugung und Vernichtung der Läuse. Bei ausgebrochener Krankheit helfen Tetracycline. Probleme machen Resistenzbildungen gegen DDT und Insektizide.

Erst im 16. Jahrhundert wurde von *Fracastoro* und im 17. Jahrhundert von *Lancisi* die Vorstellung vorgebracht, dass epidemische Krankheiten über Ansteckung durch kleine Lebewesen verursacht würden.

Zunächst wurden diese Ansichten nicht wahrgenommen und erst in der zweiten Hälfte des 19. Jahrhunderts trat ein Wandel ein. 1850 wurden schließlich Bakterien als Erreger von Krankheiten angesehen.

Louis Pasteur (1822–1895) und *Robert Koch* (1843–1910) waren die entscheidenden Forscher, die die pathogenetische Bedeutung der Mikroorganismen erkannten und Strategien zu ihrer Bekämpfung entwickelten. Die Gesundheitspolizei konnte erst auf diesen Grundlagen ihre Schutzfunktion ausüben. So oblag es dem Wassermeister, die Straßen von Unrat zu säubern, schlecht und unbrauchbar gewordene Lebensmittel aus der Stadt zu entfernen, „secreta und heimliche Gemache zu seubern", von Zeit zu Zeit die Gefängnisräume zu reinigen.

Die Besitzer von Vieh, vor allem Schweinezüchter wurden wiederholt darauf hingewiesen, dass es nicht angängig sei, die Tiere ohne Aufsicht auf der Straße herumlaufen zu lassen.

Somit beschränkte sich die Tätigkeit der Gesundheitspolizei z.B. nach der Verfassung und Verwaltung der Reichsstadt Gengenbach darauf, durch Verbesserung der Reinlichkeit Infektionskrankheiten zu verhüten[41].

Die unhygienischen Zustände im Mittelalter führten häufig zum Fleckfieber oder wie früher genannt zum Nervenfieber.

Erst als die Läuse als Ursache der Krankheit entdeckt wurden, konnte man durch „Entlausungen" dem Übel abhelfen.

Bei diesem Krankheitsbild führte die Entdeckung der Läuse und das Auftreten der Symptome (Fieber, grippeähnliche Allgemeinerscheinungen, Hautausschläge und -blutungen) zu einem Paradigma mit der sofortigen Therapie. Ein Paradigmenwandel fand nicht statt, da sich evolutionär sofort die Therapie ergeben hatte. Daran änderte die Entwicklung nichts, auch als evolutionär bei den Patienten mit Läusen kleine ellipsoide Mikroorganismen im Blut gefunden wurden (Rickettsia Prowazeki). Die weitere evolutionäre Forschung führte dann zu einem Impfstoff und zur Chemotherapie bei der Vorbeugung und Vernichtung der Läuse (DDT = Dichlordiphenyl-trichloräthan, Tetracycline).

Bevor man den Zusammenhang zwischen dem Fleckfieber und den Läusen kannte, ging man in der Antike als Ursache von einem kalten Nordwind aus, der das Gehirn auspresst und zu einem kräftigen Abfluss von Schleim durch die Nase führt (Galen). Der Schleim im Gehirn wurde als Mittel zur Abkühlung des Blutes angesehen (Aristoteles).

Sehr wohl ist damit bei einem früheren Paradigma ein Paradigmenwandel mit einem revolutionären Erkenntnisfortschritt abgelaufen.

---

41 Kuner, Max: Die Verfassung und Verwaltung der Reichsstadt Gengenbach, Verlag der Stadt Gengenbach, 1939.

1.6.11 Geschlechtskrankheiten

Im Mittelalter grassierten an Geschlechtskrankheiten die Gonorrhoe, das Ulcus molle und Genitalwarzen, sowie das Lymphogranuloma inguinale.

Am längsten und schon in der Antike bekannt ist die *Gonorrhoe*. Sie wird durch Bakterien (Neisseria gonorrhoeae) hervorgerufen.

Es kommt beim Mann etwa 2–3 Tage nach der Ansteckung zu einer schleimigen Sekretion aus der Harnröhrenmündung. Das Urinieren wird schmerzhaft.

Die Entzündung kann dann auf die hintere Harnröhre übergreifen, was zu starkem Harnzwang und häufigem Harndrang führt. Eine weitere Folge ist die Nebenhodenentzündung, die zur Sterilität führen kann.

Auch bei der Frau kann eine Sterilität entstehen, wenn die Entzündung auf die Gebärmutter, die Adnexe und Ovarien übergreift.

Die Entzündung kann aber durch den Geburtsvorgang auch auf das Neugeborene übertragen werden. Etwa ein Drittel aller Blinden hat früher durch diese Infektion das Augenlicht verloren. Aber auch Erwachsene können durch Schmierinfektionen erblinden.

Beim *Ulcus molle* (weicher Schanker) handelt es sich um eine bakterielle Infektion mit Haemophilus ducreyi. Etwa innerhalb von 1–5 Tagen bilden sich entzündliche Knötchen in der Genitalregion. Die sich bildenden Geschwüre können sehr schmerzhaft sein.

Die *Lues* (Syphilis) trat nach der Entdeckung Amerikas epidemisch auf. Christoph Kolumbus brachte 1493 die Syphilis mit nach Barcelona, dann Lissabon und das übrige Europa. Während die Eingeborenen von Haiti nur wenig unter der Syphilis litten, ging sie bei den Spaniern mit starken Schmerzen einher.

Nach etwa 3 Wochen tritt ein kleines, von einem roten Hof umgebenes Knötchen auf (Primäraffekt), das zu einem Geschwür wird und sich hart anfühlt (harter Schanker).

Der Erreger, Treponema pallidum, ist im Sekret nachweisbar. Anschließend kommt es zu schmerzlosen Schwellungen der Leistenlymphdrüsen.

Etwa nach 8 Wochen kommt es zum Sekundärstadium mit makulopapulösen Hautausschlägen am Rumpf und im Bereich der Extremitäten. Kopfhaare fallen aus, an der Haut und an den Schleimhäuten entstehen Papeln (Condylomata lata).

Es folgt eine scheinbare Abheilung, jedoch nach 2–5 Jahren folgt das Tertiärstadium mit Veränderungen an der Haut und den inneren Organen. Besonders gefährlich sind sie an der Aorta mit Aneurysmabildung und der Gefahr der Ruptur. In etwa 18 % kommt es nach 15–20 Jahren zu einer Neurosyphilis (progressive Paralyse und Tabes dorsalis).

Wenn die Infektion bei der Mutter früh besteht, kommt es durch Übertragung auf das Kind zur angeborenen (connatalen) Syphilis, wenn nicht vorher eine Totgeburt erfolgt war. Bei überlebenden Kindern bildet sich die sog. Hutchinson-Trias aus (Hornhautentzündung, Zahnbildungsstörungen und Ohrmissbildungen), ferner kommt es zu einer Sattelnase.

AIDS, eine Infektion mit dem humanen Immundefekt-Virus (HIV) ist die erste Lentivirus-Infektion (1981 entdeckt).

Folgen sind opportunistische Infektionen durch die Immunschwäche.

Die Inkubationszeit kann bis zu 6 Monaten betragen und sogar über 19 Jahre dauern.

Im Mittelalter ahnte man nichts von der Ansteckbarkeit der Gonorrhoe. Man brachte sie aus sprachlichem Gleichklang mit Gomorra in den Zusammenhang mit der Strafe Gottes, der diese Stadt zusammen mit Sodom wegen der Ausschweifungen der Erdenbewohner austilgte.

Erst um das Ende des 12. Jahrhunderts erwähnte der Benediktinermönch *Adelard von Bath* die Möglichkeit einer Ansteckung durch Geschlechtsverkehr.

1913 beschrieben *Nicolas und Favre* in Lyon die Chlamydien.

Häufig war der Kontakt mit Dirnen bei der Geistlichkeit. Vonseiten der Ärzte sah man das Zurückhalten des Samens als gesundheitsschädlich an und gestand dem Mann die natürliche Befreiung zu, so z.B. auch den Besuch eines Bordells während der Menses der Ehefrau. Der Papst unterhielt Bordelle, und die Sixtinische Kapelle wurde vermutlich mit Bordellgewinnen finanziert.

Bei den Geschlechtskrankheiten Gonorrhoe, Ulcus molle, Genitalwarzen und Lymphogranuloma inguinale ahnte man im Mittelalter nicht, dass es sich um ansteckende Krankheiten handelte. Man glaubte an einen Zusammenhang mit einer Strafe Gottes wegen Ausschweifungen der Erdenbewohner, entdeckte jedoch schon im 12. Jahrhundert die Möglichkeit einer Ansteckung durch den Geschlechtsverkehr, was als ein Paradigmenwandel bezeichnet werden kann.

1.7 Zusammenfassung (Mittelalter)

Fasst man die Entwicklung im Mittelalter zusammen, insbesondere in der Hinsicht, inwieweit in dieser Zeit Paradigmenwandel erfolgt sind, wird die Medizin in dieser Zeit hauptsächlich durch die großen Epidemien bestimmt. Etwa ein Drittel der Bevölkerung verstarb im Mittelalter an diesen Seuchen.

Aber bereits in dieser Zeit kam es zu Erkenntnissen, die man als naturwissenschaftlich begründet ansehen kann. So stellte man schon bereits im 14. Jahrhundert fest, dass eine Isolierung der Kranken eine weitere Ausbreitung der Seuchenkrankheiten verhinderte. Man machte auch schon die Beobachtung, dass sich in der Natur im Jahresrhythmus eine Verschiebung der Säfte vollzieht und damit unterschiedliche Krankheiten entstehen. Man nannte dies die meteorologische Medizin. Und man erkannte auch in dieser Zeit bereits, dass das Klima die verschiedenen Bevölkerungsgruppen bzgl. ihrer Krankheiten beeinflusst.

Aber auch Erkenntnisse aus der Antike waren im Mittelalter weithin bekannt und wurden in der praktischen Medizin verwandt. Dies ist hauptsächlich *Galen*, der zwischen 129 bis nach 200 n.Chr. gelebt hat, zu verdanken.

Galen kam zu Erfahrungen, die z.B. bei den Gladiatorenkämpfen zu beobachten waren. Männer kämpften hier um ihr Leben, d.h. es gab hier erhebliche Verletzungen, die auch zum Tod führten und die Galen in seinem Denken beeinflussten <Abb. 17>.

Galen machte sich aber auch schon Gedanken, wie die Ernährung im Körper stattfinden kann und er fand auch schon eine Theorie des Blutkreislaufs <Abb. 18>.

Er ging davon aus, dass das Blut in der Leber gebildet wird, und bezeichnete diese Entwicklung dort als einen natürlichen Geist. Das Blut floss von dort in den großen Kreislauf über Venen, die das Blut sowohl kopfwärts als auch fußwärts transportierten. Seine Vorstellung war, dass sich dann dieses Blut vor dem Herzen sammelte, von dort in die rechte Herzkammer floss und von dort aus in die Lunge, aber auch über Poren der Scheidewand zwischen den beiden Herzkammern in den linken Ventrikel gelangte. Es war seine Vorstellung, dass das Blut dort belebt wird (vitaler Geist) und dann auch wieder in die Lunge und zurück, aber auch in den großen Kreislauf über Arterien floss. Seine Vorstellung war nun, dass hier ein beseelter Geist lebendig wurde. Das Blut floss, vergleichbar mit Ebbe und Flut, in die Peripherie, aber auch

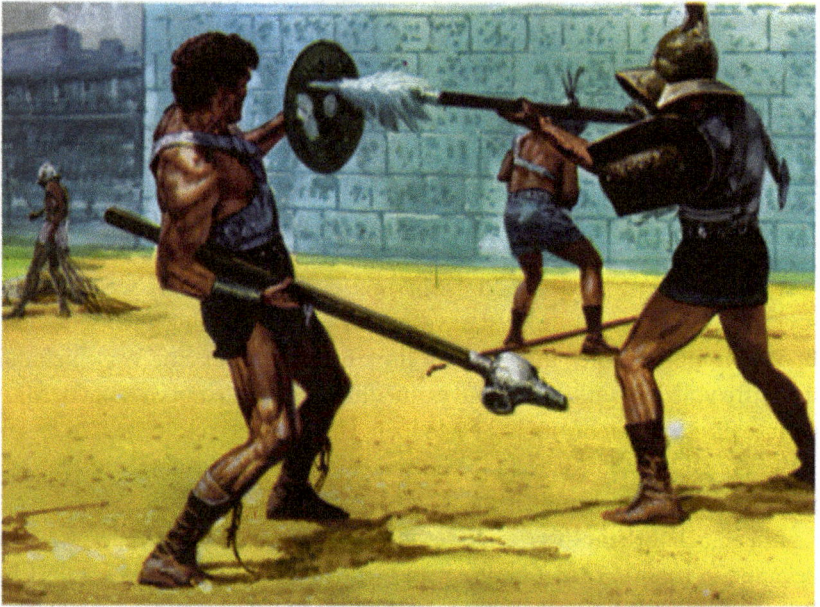

Abb. 17: Gladiatorenkämpfe dauerten in der Regel bis zum Tod (Aus: N.N.: La vie aventureuse des Grands Médecins, Presse Bureau Junior 1974, Madrid, S. 11)

wieder zurück. Allerdings ging er auch davon aus, dass das Blut von den Arterien in die Venen floss. Die Verbindung nannte er Synostomosen.

Andererseits kam es im Mittelalter auch zu einer Rückkehr zu mystischen Vorstellungen, dass die Krankheit eine Strafe für Sünde ist und dass bei Krankheit eine Besessenheit durch den Teufel und Hexen besteht.

Eine praktische Medizin wurde weniger ausgeübt, da es im Konzil von Clermont (1130) zu einem Verbot der Mönchsmedizin kam.

Auf der anderen Seite entwickelte sich aber im Mittelalter die scholastische Medizin, d.h. es wurden Universitäten in Salerno und Montpellier gegründet, die die antike Medizin weiterentwickelten.

Im Mittelalter gab es aber auch die Gründung von Hospitälern, in denen wieder praktische Versorgung der Kranken erfolgte.

Es bestand also im Mittelalter ein Nebeneinander von mystischen und antiken Vorstellungen. Man kann von einem partiellen negativen Paradigmenwandel sprechen, da es wieder zu einer Rückkehr zur mystischen Medizin kam.

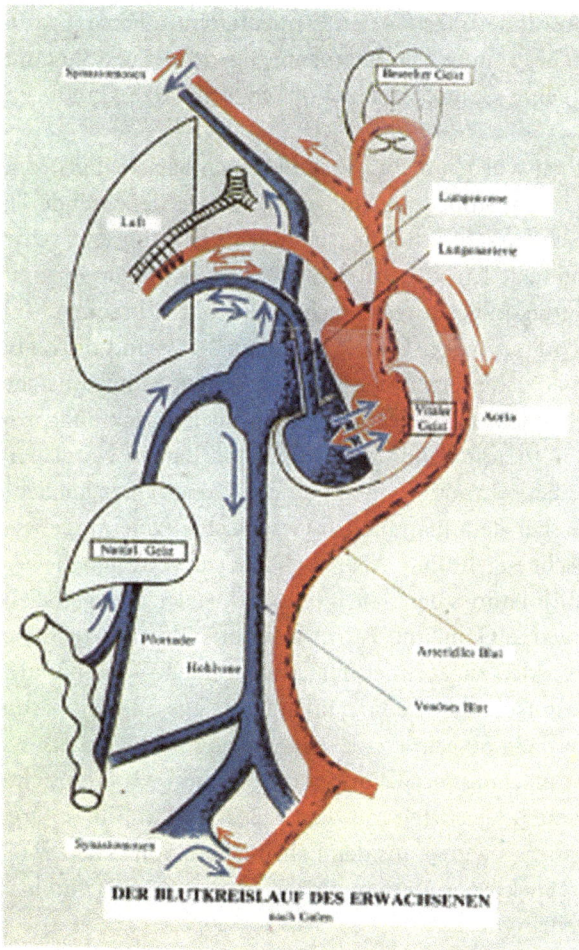

Abb. 18: Der „Blutkreislauf" nach Galen Aus: R. Rullière. Die Kardiologie bis zum Ende des 18. Jahrhunderts In: Sournia, Poulet, Martiny (Hrsg.), Illustrierte Geschichte der Medizin, Bd. 3, Andreas& Andreas, Verlagsbuchhandel, Salzburg 1980, S. 1086

Andererseits wurde aber die antike Medizin weiterentwickelt (partiell positiver Paradigmenwandel).

Eine Weiterentwicklung der Medizin im evolutionären Sinn ist auch in der Säftelehre zu beobachten. Blut, gelbe Galle, schwarze Galle und Schleim standen für Veränderungen in den Elementen Luft, Feuer, Erde und Wasser. Dem wurden bestimmte Temperamente zugeordnet wie Sanguiniker (Blut), Choleriker (gelbe Galle), Melancholiker (schwarze Galle), Phlegmatiker (Schleim).

Auch Farben wurden diesen verschiedenen Säften zugeordnet, z.b. rot, blau „schwere Farbtöne" zu Blut, gelb, orange (leuchtende Farbtöne) zu gelbe Galle, schwarz, oliv, braun „schmutzige Farbtöne" zu schwarzer Galle und weiß und helle Farbtöne zu Schleim. Dem wurden Geschmäcker zugeordnet wie bittersüßlich, aromatisch (Blut), bitter, brennend (gelbe Galle), scharf, beißend (schwarze Galle), salzig (Schleim) und diesen dann wieder bestimmte Verhaltenseigenschaften, wie heiter, kühn, unsicher (emotional) und beharrend (schwerfällig). Auch im Entwicklungsprozess gab es Zuordnungen wie die Kindheit bei Blut, die Jugend bei gelber Galle, das Mannesalter bei schwarzer Galle und das Greisenalter bei Schleim. Gelbe Galle wurde eher dem männlichen Geschlecht, Schleim mehr dem weiblichen Geschlecht zugeordnet. Aber auch Apostel vertraten die verschiedenen Säfte wie z.B. Johannes den Saft Blut, Markus den Saft gelbe Galle, Paulus den Saft schwarze Galle und Petrus den Saft Schleim. Auch die Himmelsrichtungen wurden zugeordnet mit Osten, Süden, Westen und Norden.

Das Verhaftetsein der Medizin im antiken Wissen wird besonders durch die Lehre deutlich. So erfolgt z.B. eine Sektion durch Sektionsgehilfen, die den Körper aufschnitten. Wenn dann bestimmte Organe sichtbar waren, wurde von einem Gelehrten mit dem Zeigestock auf diese Organe gezeigt <Abb. 19>, aber es wurde aus den Lehrbüchern von Galen deren Funktion erklärt. Der Lehrkörper war um die Leiche versammelt und bestätigte das, was hier gelehrt wurde.

In der nächsten Reihe waren die Studenten, die jung, wissbegierig und unvoreingenommen jedoch bemerkten, dass manches von dem, was beschrieben wurde, nicht mit der Wirklichkeit übereinstimmte und die darauf hinwiesen, dass z.B. im Skelett die Veränderung doch anders war, als es von dem Lehrenden gezeigt und vorgelesen wurde.

Eine Erweiterung der Medizin war im Mittelalter durch die Scholastik erkennbar. Man wurde sich bewusst, dass die weitere wissenschaftliche Entwicklung verzögert war durch eine Unvereinbarkeit von Wirklichkeit und Vernunft. Die Folge war, dass die Rechte des Arztes einzugreifen, eingeschränkt waren, da man doch noch davon ausging, dass das Leben des

Menschen göttlichen Ursprungs ist und auf Erden eben Prüfungen unterzogen wird.

Heilmittel und Diäten sind unnütz, weil eben das Schicksal in Gottes Hand liegt. Eine Heilung war nur möglich durch das Gebet und nicht durch medizinische Methoden. Inhalte der Wissenschaften wurden durch die Kirche kontrolliert. Es fiel nicht auf, dass es Diskrepanzen zwischen der Lehre und einzelnen Beobachtungen gab. Systematische Sektionen waren aber auch aus religiösen Gründen verboten.

Im Mittelalter spiegelte sich auch der Gegensatz zwischen den archaischen Kulturen und der Antike. So ging man in den archaischen Kulturen davon aus, dass die Krankheiten von den Göttern kommen als Strafe für eine Sünde oder ein Schutzentzug gegen Dämonen, schwarze Magie und Wirkung des bösen Geistes, Dämons oder Besessenheit. Gruppenführer mit außergewöhnlichen Begabungen zur Erkennung der Sünde, Beleidigung, Verhalten des Dämons oder Wunsch der Gottheiten wirkten sich heilend aus.

In der Antike waren diese magisch-religiösen Strukturen noch erhalten, es kam aber doch schon zur Erforschung von Naturereignissen. Man versuchte die Natur zu enträtseln und die Naturverläufe vorherzusehen, wobei sich eine bessere Vorhersehbarkeit als durch Magier und Priester von Göttern ergab. Man entdeckte aber auch schon die Wissenschaft, ging nicht mehr aus von willkürlichen Elementen sondern von übergeordneten Ursachen.

Ein Zugewinn an Vorhersagen, jedoch Verbleib der Befangenheit in Abhängigkeit von Naturereignissen war Kennzeichen der Antike.

Also kann man von einem gewissen partiellen Paradigmenwandel in der Antike ausgehen.

Im Mittelalter zeigte sich durch Rückbesinnung auf die Antike, dass Krankheitstheorien entwickelt wurden und dass der Mensch im gesamten Kosmos erforscht wurde. Es kam auch zu einer Abkehr von Handlungsvorschriften wie in Alt-Ägypten, und man sah keinen Unterschied mehr zwischen toten und lebendigen Gegenständen.

Es wurden physikalische Vorstellungen auf lebendige Gegenstände übertragen und die Säftelehre von den 4 Elementen auf die 4 Temperamente und auf die 4 Körpersäfte übertragen. Es erfolgte ein dauernder Austausch von Aktion und Reaktion, und es entstand auch eine Lehre von der Entfaltung der Krankheiten. Es erfolgte jedoch keine Beobachtung durch die

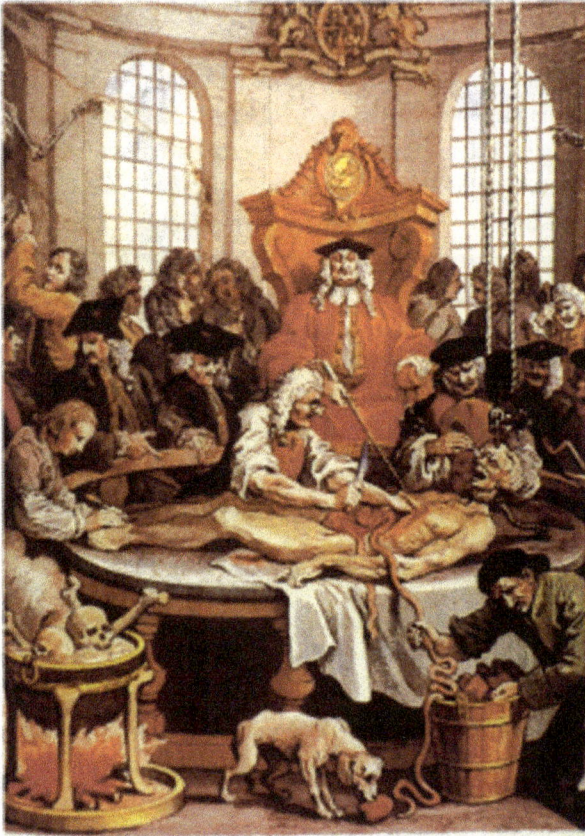

Abb. 19: Demonstration von antikem anatomischem Buchwissen Aus: R. Rullière. Die Kardiologie bis zum Ende des 18. Jahrhunderts In: Sournia, Poulet, Martiny (Hrsg.), Illustrierte Geschichte der Medizin, Bd. 3, Andreas& Andreas, Verlagsbuchhandel, Salzburg 1980, S. 1019

Sinnesorgane, man war gegenüber diesen Instrumenten sehr skeptisch. Aber man stellte schon Theorien auf und führte auch schon Theorie und Praxis zusammen. Die Säftelehre aus der Antike genügte den damaligen Vorstellungen. Alternativen waren nicht notwendig. Der Konflikt zwischen religiöser und naturwissenschaftlicher Weltanschauung entstand in der Scholastik und war Teil eines partiellen Paradigmenwandels.

Ein Paradigmenwandel im Mittelalter wurde nur möglich, wenn Voraussetzungen geschaffen wurden für wahre Beobachtungen, dass eben eine gleiche und einheitliche Wahrnehmung und Deutung vorhanden war. Die Beobachtung musste quasi erlernt werden. Wesentlich ist, dass erst durch die Wahrnehmung eine Interpretation entsteht, eine Abhängigkeit von Theorien, eine Verbesserung von Theorien durch Falsifikationismus. Man kam zu der Erkenntnis, dass fehlerhafte Beobachtungen zu unberechtigten Falsifikationen führten.

Diese Voraussetzungen führten dann im Zeitalter der Renaissance zu einem weiteren Paradigmenwandel.

1.8 Renaissance

Kennzeichnend für die Renaissance ist, dass durch verbesserte Veröffentlichungsmethoden die Beobachtungen auch bekannt wurden und darüber diskutiert wurde, dann aber in erster Linie, dass technische Möglichkeiten geschaffen wurden wie z.b. das Fernrohr und das Mikroskop, um genauer in anatomische Veränderungen Einblick zu erhalten. Auch wurden erste Experimente in der Renaissance durchgeführt und Theorien entsprechend erweitert. Es kam hier zu neuen anatomischen und physiologischen Kenntnissen, zu einer Erforschung der Hämodynamik, Anatomie, Pathologie, Histologie und Zellbiologie.

Ein Beginn des Paradigmenwandels in der Antike, der noch im Mittelalter etwas weiter gepflegt wurde, kam dann vollständig in der Renaissance zustande, besonders durch Persönlichkeiten wie Andreas Vesal, der die Korrekturen der anatomischen Menschenlehre durchführte und die Tieranatomie ablehnte. Er hat viele anatomische Irrtümer entdeckt, die dann korrigiert werden konnten.

Es kam in der Renaissance zu einem Wandel der Übernahme von Fakten hin zu empirischen Fakten. Ein deutliches Beispiel ist die Entdeckung des Blutkreislaufs (*Harvey* 1628), die durch rein naturwissenschaftliche Methoden entstand, nämlich eine Quantifizierung der Herzauswurfleistung und die Entdeckung der Zirkulation.

Durch das Mikroskop, das anfänglich über 250 Jahre nur als Spielzeug betrachtet wurde, gewann man durch die Histologie Einblick in Organveränderungen und wurde sich bewusst, dass Krankheiten von

Organveränderungen ausgehen konnten. Die Entwicklung ging noch weiter zur Zellularpathologie. Virchow schuf die Erkenntnis: „Omnis cellula a cellula", d.h. die Krankheit entsteht in der Zelle. Die Medizin wurde zu einer Pathologie des kranken Menschen in der Renaissancezeit.

Während sich die Chirurgie von der Medizin abtrennte und 1163 auf dem Konzil in Tours von der Kirche verboten wurde, machte man in der Renaissance konstruktive Erfahrungen. Die Sinnesorgane waren nicht mehr allein der Maßstab für die Wirklichkeit. Man erkannte, dass durch Entwicklung von Instrumenten eine neue Wirklichkeit entstand, und fing an, durch Experimente Erkenntnisse zu gewinnen. Es kam in dieser Zeit zur Einleitung einer modernen Wissenschaft.

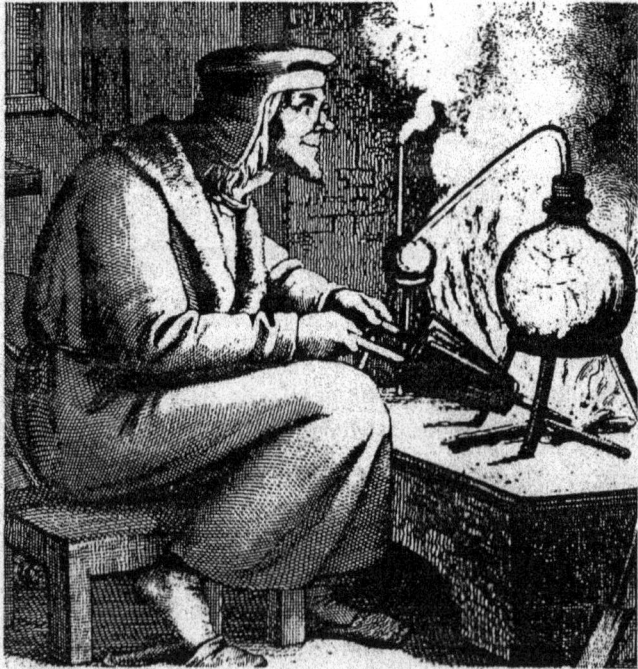

Abb. 20: Erzeugung des Homunculus in Goethes Faust II (Darst. 19. Jahrh.)
Aus: Bernt Karger-Decker: die Geschichte der Medizin von der Antike bis zur Gegenwart. Patmos Verlag GmbH&Co.KG, Düsseldorf ISBN 3-491-96029-0, S.358

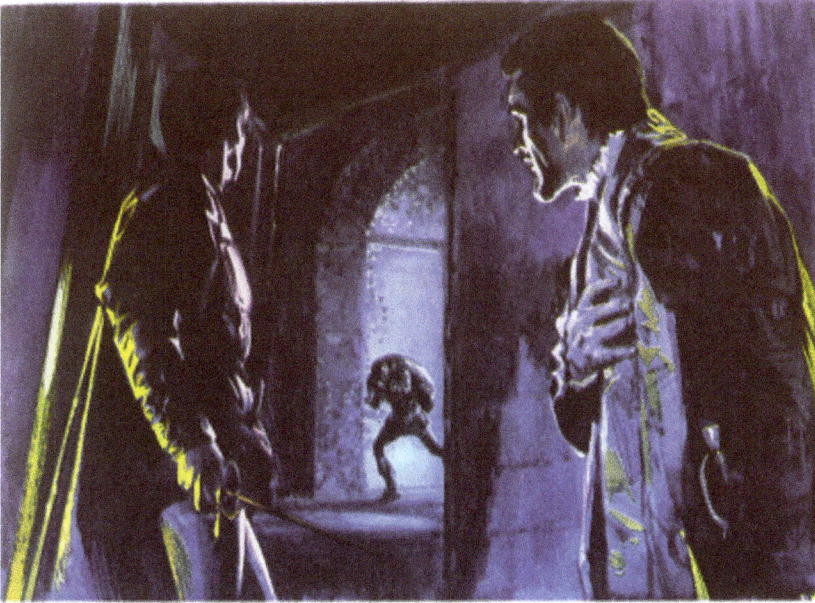

Abb. 21: Vesal ließ sich Leichen bringen (Aus: N.N. La vie aventureuse des Grands Médecins, Presse Bureau Junior 1974, Madrid)

Durch die Kenntnisse von der Anatomie durch Andreas *Vesal* wurde eine neue Menschenanatomie geschaffen, die auch eine verhaltene Kritik an den *Galenschen* Vorstellungen darstellte.

Die Renaissancezeit war aber auch die Zeit, in der eine Rückkehr zur antiken Medizin erfolgte.

Die Alchemie <**Abb. 20**>, ein Vorgänger der Pharmakologie, entwickelte sich unter *Paracelsus* (1493/94–1541). Ein erstes unfreiwilliges Experiment erfolgte durch den Chirurgen *Ambrosius Paré* (1510–1590)[42] (Eine vorübergehend bessere Therapie aus Mangel an der bisherigen) (Siehe S. Kap. 1.10).

Es entstand ein Gegensatz zwischen der Miasmenlehre und der Kontagiositätstheorie, d. h. in der Miasmenlehre ging man davon aus, dass Gerüche,

---

42 Paré, Ambroise: Oevres. Hrsg. V. Malgaigne. Paris 1841, Bd. III, S. 691

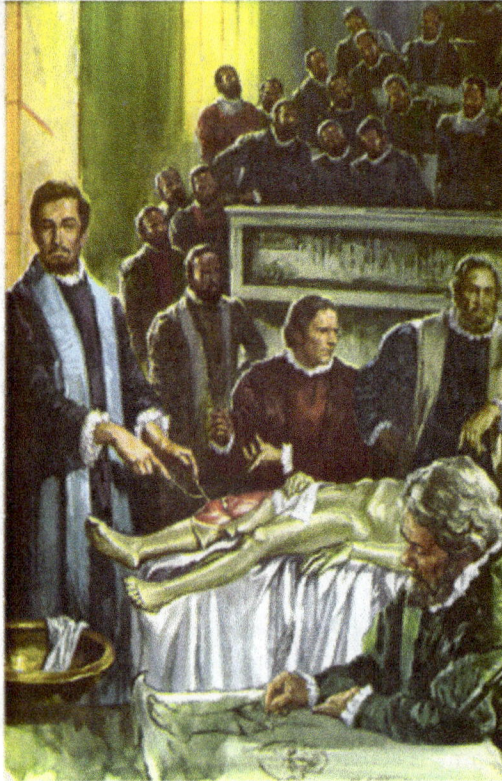

Abb. 22: In Padua begann Vesal, vielen Studenten die Geheimnisse des menschlichen Körpers zu lehren. (Aus: N.N. La vie aventureuse des Grands Médecins, Presse Bureau Junior 1974, Madrid)

die aus der Erde kamen, Krankheiten hervorriefen, im Gegensatz dazu, dass durch kleinste Körperchen im Kontakt Krankheiten entstehen.

Es kam auch zur Humoralpathologie.

Man muss also davon ausgehen, dass in der Renaissancezeit ein vollständiger Paradigmenwandel gegenüber der mystischen Medizin und ein partieller Paradigmenwandel gegenüber der antiken Medizin eingetreten ist.

Angedeutet kann man jedoch schon einen klassischen kumulativen Entwicklungsprozess bei der antiken Medizin feststellen.

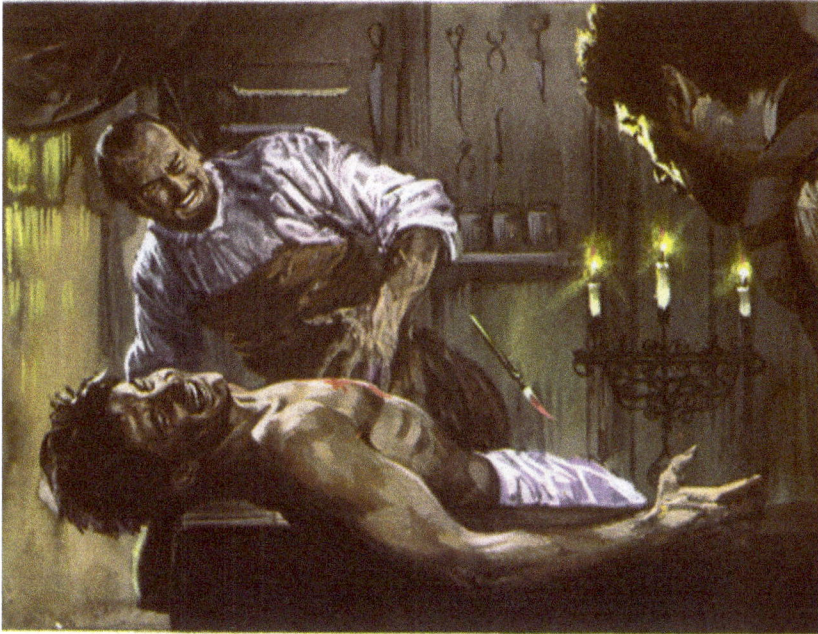

Abb. 23: Vor Entsetzen fiel Vesal das Skalpell aus der Hand (Aus: N.N. La vie aventureuse des Grands Médecins, Presse Bureau Junior 1974, Madrid)

Andreas *Vesal* musste allerdings zur Erkennung der Anatomie des Menschen Wege gehen, die nicht mehr ganz mit den damaligen Sittenvorstellungen und Rechten vertretbar waren. So ließ er Verurteilte, die als Strafe für ihre Taten aufgehängt worden waren, nachts abhängen mit der Begründung, dass sie nützlicher sind, wenn er sie obduziert als wenn sie von den Vögeln gefressen werden <Abb. 21>.

Vesal war aber auch ein guter Lehrer und konnte wirklich seine Zuhörer von der Realität der Menschenanatomie überzeugen und die Studenten waren nicht mehr unaufmerksam wie z. Zt. des Mittelalters, als die Galen'sche Anatomie gelehrt wurde <Abb. 22>.

Anatomische Darstellungen des Andreas *Vesal* könnten heute noch in den Lehrbüchern zur Vermittlung der Anatomie dienen.

Vesal passierte allerdings das Missgeschick, dass er versehentlich einen Scheintoten obduzierte und dabei feststellen musste, dass das Herz noch

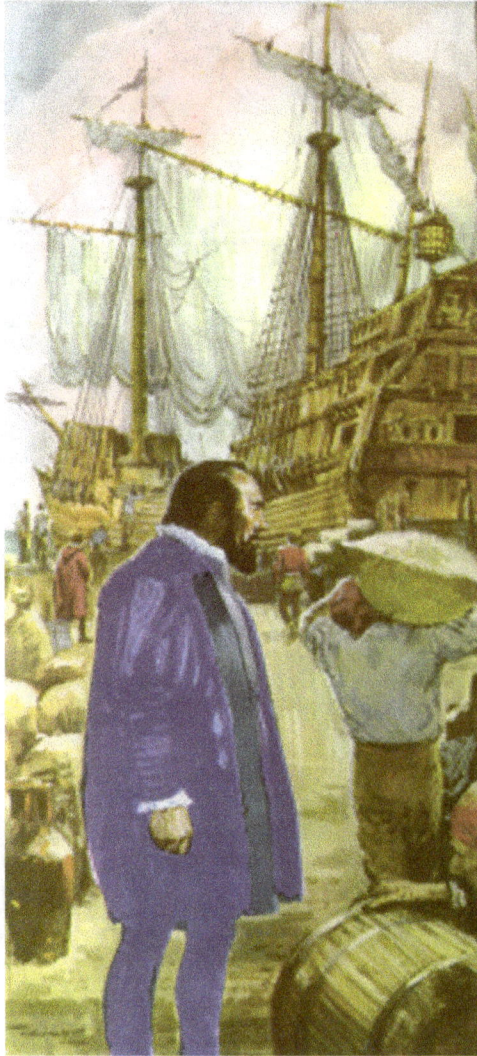

Abb. 24: Zur Sühne für seinen Irrtum schiffte sich Vesal für eine Pilgerfahrt ins Heilige Land ein. (Aus: N.N. La vie aventureuse des Grands Médecins, Presse Bureau Junior 1974, Madrid)

schlug **<Abb. 23>**. Dies gab natürlich den Kräften Auftrieb, die gegen diese Sektionen waren und so wurde sein Tun hauptsächlich von der Kirche kritisiert und als Sühne für seinen Irrtum sollte er eine Pilgerreise ins Heilige Land unternehmen, von der er nicht mehr zurückgekehrt ist **<Abb. 24>**.

Auch in der Alchemie wurde geforscht, nicht nur zur Herstellung von wertvollen Metallen wie z.b. Gold, sondern man wollte auch den Stein des Weisen finden, mit dem sämtliche Krankheiten geheilt werden können.

In der Renaissance-Zeit kam es zu einem eindeutigen Paradigmenwandel. Von dem im Mittelalter vorherrschenden Paradigma mit der Abhängigkeit von verschiedenen Kräften und Festlegungen machte man sich in der Renaissance-Zeit frei. Bisherige Theorien wurden verworfen und nach einer Revolution kam es zu neuen Theorien, die in erster Linie naturwissenschaftlich begründet wurden. Diese neuen Theorien wurden aber nicht widerlegt, sondern durch weitere Erkenntnisse ergänzt. Es kam somit zu einer evolutionären Weiterentwicklung der Erkenntnisse, die auch ein Umsetzen der Theorien in praktisches Handeln bewirkten.

Beispiele hierfür sind die Anatomie *Vesals*, die Entdeckung des Blutkreislaufs durch *William Harvey*, die Erfindung des Mikroskops und die Nutzbarmachung physikalischer und chemischer Kenntnisse. Diese neuen Erkenntnisse entwickelten sich evolutionär weiter zur angewandten Anatomie in der Chirurgie, zur Physiologie bei den Herz-Kreislaufkrankheiten, aus den mikroskopischen Erkenntnissen zur Zellularpathologie, aus der Alchemie entstand die Pharmakologie und Toxikologie, die Miasmenlehre wurde durch die Kontagiositätstheorie abgelöst und aus den „kleinsten Körperchen" wurden die Humoralpathologie und die Mikrobiologie.

1.9 Medizin des 17. Jahrhunderts

Es ist das Jahrhundert, in dem die Mathematiker-Philosophen wesentliche Erkenntnisse gebracht haben wie z.B. *Descartes, Leibnitz, Pascal, Newton, Galilei, Kepler, Gilbert, Boye, van Helmont und F. Bacon.*

Man entdeckte in dieser Zeit den Blutkreislauf.[43] (*W. Harvey 1628*) **<Abb. 25>**

Es kam zur sogenannten Solidarpathologie, d.h. dass man die Krankheit in den einzelnen Organen sah und zur Abkehr von der Humoralpathologie.

---

43 K. Wink: Die Entdeckung des Blutkreislaufs, Peter Lang GmbH, Frankfurt, 2013.

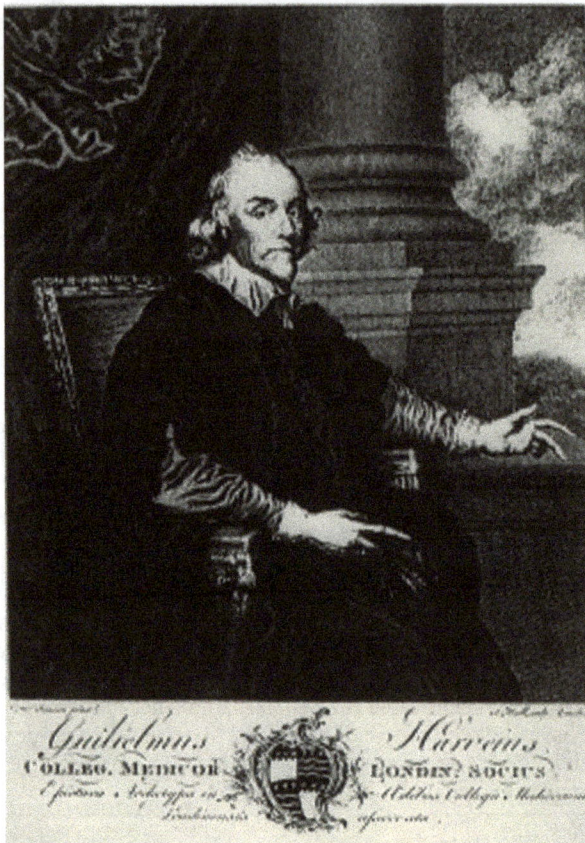

Abb. 25: William Harvey (1578–1657) (Aus: R. Dumesnil und F. Bonnet-Roy (Hrsg.): Die berühmten Ärzte, Kunstverlag Lucien Mazenod, Editions contemporaines AG, Genf 1947)

Zwischenzeitlich gab es die Iatrophysik und die Iatrochemie. Diese könnte man als einen Paradigmenwandel bezeichnen, aber eine Weiterentwicklung, was ja ein Paradigma erst definiert, erfolgte nicht. Es wurden nur sehr einseitig die Vorgänge im Körper und damit auch die Krankheiten auf physikalische und chemische Prozesse zurückgeführt, was sicher auch der Fall war, aber nicht allgemein das ganze Krankheitsgeschehen erklären konnte.

Man kann sagen, dass im 17. Jahrhundert ein weiterer Paradigmenwandel von der mystischen Vorstellung zur naturwissenschaftlichen Medizin eingetreten ist, aber dass auch ein kumulativer klassischer Weiterentwicklungsprozess der antiken Medizin bestand.

Ein typisches Beispiel für den Paradigmenwandel stellt die Entdeckung des Blutkreislaufs von *William Harvey* dar (Abb. 26). Allein die Beobachtung, dass bei der Unterdrückung einer oberflächlichen Vene kein Blut vom Herzen her in die Peripherie fließt, hätte schon darauf aufmerksam machen können, dass es einen Kreislauf geben muss von den Arterien zu den Venen (Abb. 27). Auf den Blutkreislauf schloss William Harvey dadurch, dass er davon ausging, dass so eine Menge Blut, die der Körper benötigt, nicht z.B. in der Leber ständig neu gebildet werden kann, sondern dass es eben doch ein gleiches Blut ist, was zirkuliert, d.h. von den Arterien über den Körper zu den Venen und damit zurück zum Herzen fließt.

Allerdings machte er keine Aussage über einen Kreislauf der Lunge; der war früher schon im Mittelalter aus dem antiken Schrifttum abgeleitet worden.

Die Entdeckung des Blutkreislaufs hatte aber auch Folgen für die praktische Medizin. Man konnte spekulieren, dass eine Krankheit durch eine Überfülle von kreisendem Blut entsteht und es wurde daraufhin in diesem Sinne der Aderlass erfunden.

Medizin des 17. Jahrhunderts (Zusammenfassung)

- Mathematiker-Philosophen (z.B. Descartes, Leibnitz, Pascal, Newton, Galilei, Kepler, Gilbert, Boye, van Helmont, F. Bacon)
- Entdeckung des Blutkreislaufs (W. Harvey 1628)
- Solidarpathologie
- Abkehr von der Humoralpathologie, Iatrophysik und -chemie,
- Vitalismus
- Weiterer Paradigmenwandel von mystischen Vorstellungen zur naturwissenschaftlichen Medizin
- Kumulativer klassischer Weiterentwicklungsprozess der antiken Medizin

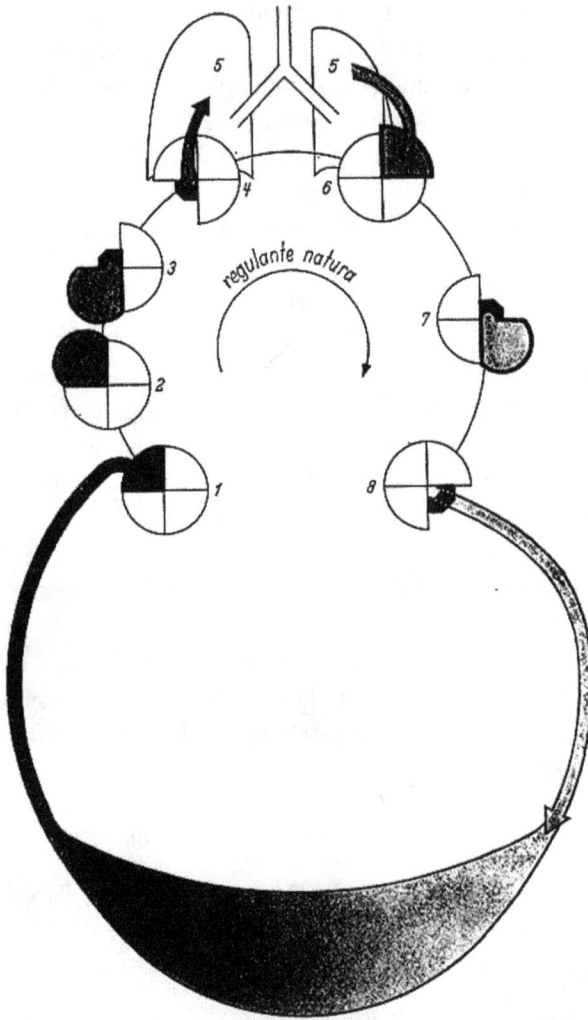

Abb. 26: Vorstellungen Harveys über die Auslösung der Kontraktionen des Herzens und der Energie für den Bluttransport im kleinen (1–6) und großen (7 und 8) Kreislauf (Aus: Walter L. von Brunn: Kreislauffunktion in William Harvey's Schriften Springer Verlag Berlin/Heidelberg/New York, 1967)

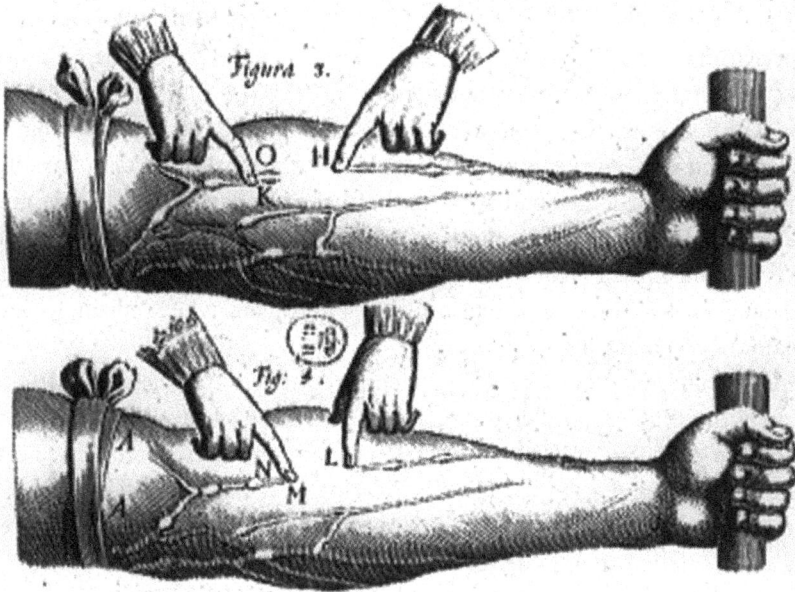

Abb. 27: Der Venendruckversuch zum Nachweis des venösen Blutflusses von distal (Peripherie) nach proximal (zum Herzen) (Aus: Putscher, Marielene: Geschichte der Medizinischen Abbildung von 1600 bis zur Gegenwart. Heinz Moos Verlag München, 1972, S. 78)

Es ist sicher, dass bei einzelnen Krankheiten der Aderlass sich tatsächlich heilend auswirkte, z.B. bei einer vermehrten Blutbildung (Polyglobulie) oder evtl. auch bei einem erhöhten Blutdruck, von dem man damals allerdings noch nichts wusste.

Auch beim Lungenödem hätte ein Aderlass sich günstig auswirken können.

Diese Krankheitsbilder wurden aber damals noch nicht beschrieben und erklärt.

Die evolutionäre Entwicklung der medizinischen Wissenschaft setzte sich fort im 17. Jahrhundert, in dem auch die Mathematik in die Medizin Eingang fand, wobei sich allerdings in der Iatrophysik und Iatrochemie kein eigenständiges Paradigma entwickelte, jedoch Teil der evolutionären Entwicklung wurde, wie z.B. bei der Entdeckung des Blutkreislaufs.

1.10 Die Medizin des 18. Jahrhunderts

Die Aufklärung ging weiter (*J.J. Rousseau*). Es kam zur experimentellen Wissenschaft und zur Rationalisierung in der Physiologie. Man erfand die Kuhpockenimpfung und auch die Erkrankung durch Veränderung im Organ und im Gewebe. Somit erfolgte in diesem Jahrhundert ein Paradigmenwandel zu weiteren naturwissenschaftlichen Vorstellungen, aber es ging auch weg von naturwissenschaftlichen Erkenntnissen zu Lebenstheorien wie Biomechanismus, Psychodynamismus, Animismus, Reiztheorie, Brownianismus Lebenskraftlehre, Phlogistonlehre und romantische Medizin, worauf später noch eingegangen wird.

Die weitere Entwicklung der Medizin durch naturwissenschaftliche Erkenntnisse liefert das Beispiel von *Ambroise Paré*. Bei der Belagerung von Metz hat er Schlagadern eines verletzten Gewehrschützen unterbunden und damit die Blutung gestoppt. Um das Projektil, das den Körper getroffen hat und den Schusskanal besser erkennen zu können, brachte er den Verletzten in die Körperhaltung, in der er getroffen worden war.

Wunden wurden damals mit Öl behandelt. Als bei einer großen Zahl von Verwundungen das Öl ausging, verwandte *Paré* eine andere Flüssigkeit mit Kräutern. Zu seinem Erstaunen waren am andern Morgen diese Wunden besser verheilt, als die mit Öl behandelten. Allerdings zog *Paré* daraus nicht den Schluss, dass er ein unfreiwilliges Experiment durchgeführt hatte, das ihm an sich hätte zeigen können, dass Öl nicht das richtige Heilmittel für Wunden ist. Aber er war verhaftet in den früheren Erkenntnissen und behandelte die Wunden weiterhin mit Öl.

1.10.1 Die Bedeutung des Experiments in der Medizin

Die Anhänger von *Aristoteles* schätzten die Bedeutung des Experiments gering ein und bevorzugten das deduktive Folgern. Das änderte sich im 17. Jahrhundert, und das Experiment wurde als Königsweg zur Erkenntnis angesehen. Die Scholastiker wurden verspottet, weil sie sich nur auf Bücherwissen beriefen, anstatt ihre Umwelt zu beobachten. Führend bei dieser Revolution war *Francis Bacon* (1561–1626): „Wir müssen die Natur nicht nur möglichst in unbeeinflusstem Zustand beobachten, sondern auch den Löwen beim Schwanz packen."

Dass das Experiment so lange vernachlässigt wurde, liegt auch an einem Klassenunterschied. So schätzte der Philosoph eher den Lehrstuhl und weniger die Werkbank. Der Experimentator genoss geringeres Ansehen als der Theoretiker. Ein Beispiel dafür ist *Robert Boyle* (1627–91) gegenüber *Robert Hooke* (1635–1703), wobei Boyle nur mit den Geräten von *Hooke* die Ausdehnung der Luft (*Boylesches* Gesetz) erforschen konnte.

Den mikroskopischen Forschungen von Hooke verdanken wir den Begriff der „Zelle".

Die Methodik des Experiments besteht in folgenden Schritten:

1. Induktion und Deduktion

Im Widerstreit stehen sich induktivistische und deduktivistische Methoden, die mit den Wissenschaftstheoretikern *Carnap und Popper* verbunden sind.

Justus Liebig (1803–73) vertrat die Ansicht, dass dem Experiment eine Theorie vorausgehen müsse. Völlig gedankenloses Herumspielen an der Natur erbringt keine Aufschlüsse. *Humphry Davy* (1778–1829) hatte das vermehrte Aufflammen eines Zündhölzchens in einem über eine Pflanze (Alge) gestülpten Glas entweder gar nicht bemerkt oder aber nicht, dass von der Pflanze Gas freigesetzt wurde, das die Flamme fördert.

Deduktivistisch wäre es, wenn Davy von einer Theorie ausgeht, induktivistisch, wenn er der Frage nachgeht, ob alle Algen, egal ob Süß- oder Salzwasser-Algen ein Gas hervorbringen, das die Flamme fördert (Sauerstoff).

So vertritt *Popper* in seiner Logik der Forschung die Ansicht, dass der Experimentator durch den Theoretiker vor ganz bestimmte Fragen gestellt wird. Er spezialisiert sich auf diese Frage und schaltet alle anderen Fragen dabei aus. Der Theoretiker weist dem Experimentator den Weg.

Andererseits führte *David Brewster* (1781–1868) Experimente um ihrer selbst willen durch, weil er z.B. wissen wollte, wie sich unter verschiedenen Bedingungen (z.B. Doppelbrechung unter Druck) Licht verhielt. Obwohl er an der falschen Theorie festhielt (Licht besteht aus Korpuskelstrahlen), hat er viel zur Entwicklung der Wellentheorie beigetragen.

So können Theorien auch im Nachhinein entstehen.

Der Botaniker *Robert Brown* beobachtete 1827 unregelmäßige Bewegungen von im Wasser suspendiertem Blütenstaub. Diese Brownsche Bewegung, die man zuerst als Lebensäußerung der Pollen deutete, hat man Jahrhunderte später als Molekularbewegung (Einstein) erkannt.

Auch die Messung von 3 Grad über dem absoluten Nullpunkt durch *Arno Peuzias und R.W. Wilson* 1956 führte zu der Theorie des Urknalls, d.h. der Restenergie, die im ganzen Weltraum besteht, also nach 13 Milliarden Jahren.

Die Erfindung der Dampfmaschine (*Watt, Southern, Trevitchicks*) bestand in endlosen „Experimenten" zur Verbesserung der Leistung, weder im Sinn der *Popperschen* Theorieprüfung noch im Sinn einer Davyschen Induktion.

2. Beobachtung

Für den Theoretiker, aber besonders auch für den Experimentator ist die Beobachtungsgabe wichtig. Direkte Beobachtungen z.B. durch Sehen werden häufig von Apparaturen übernommen, die unser Sehen unnötig machen (z.B. Neutrinos zur Beobachtung von Fusionsvorgängen im Inneren der Sonne).

Auch muss bedacht werden, dass Beobachtungen „theoriebeladen" sein können, d.h. man bemerkt einen Vorgang erst, wenn man ihn erwartet.

Es ist nicht immer eindeutig zu unterscheiden, ob es sich um eine Beobachtung oder ein Experiment handelt. So auch im Fall von *Dr. Beauchamp*, der 1812 bei einem Patienten mit einer Magenverwundung das Funktionieren des Verdauungstraktes beobachtete.

Die Erfindung eines Apparats verändert nicht nur die Beobachtung, sondern ergibt auch neue Theorien. Mit zunehmenden Theorien ist davon auszugehen, dass auch Beobachtungen erweitert werden.

Sehen mit dem Fernrohr wird als richtiges Sehen beschrieben, da man hingehen könne und den Gegenstand ansehen könne. Nicht so beim Mikroskop. Man könne zu dem Erythrozyten nicht hingehen und ihn von allen Seiten betrachten.

Bei der technischen Entwicklung des Mikroskops kann man davon ausgehen, dass wahre Bilder und keine Kunstprodukte abgebildet werden. Das ist einmal gesichert durch die physikalischen Theorien und zum anderen durch direkte Eingriffe an den Objekten.

Ein Problem bei der Durchführung von Experimenten ist, dass Ergebnisse nicht immer reproduzierbar sind. Das muss nicht daran liegen, dass sie sich wirklich nicht reproduzieren lassen, sondern daran, dass die Handhabung nicht richtig erfolgt ist.

Bei wiederholten Messungen muss man berücksichtigen, dass durch die Intention, Versuchsbedingungen zu verbessern, diese sich ändern können.

Es ist nicht richtig, davon auszugehen, dass Experimente deshalb durchgeführt werden, um Theorien zu überprüfen, wozu natürlich präzise Messungen am geeignetsten sind. Aber gerade präzise Messungen wurden am wenigsten durchgeführt, um Theorien zu prüfen.

Ein Nebeneffekt des Messens ist jedoch, dass bei Ergebnissen, die von den erwarteten erheblich abweichen, die Theorien neu überprüft werden.

Wenn *Popper* auch davon ausgeht, dass das Messen zur Falsifizierung von Theorien dient, geht *Kuhn* eher davon aus, dass Messen ein Selbstzweck ist, um präzise Daten zu bekommen. Wenn allerdings durch Messungen Theorien „gestürzt" werden, spricht dies für die *Kuhnsche* Theorie der krisenhaften Entwicklung der Wissenschaft.

Wissenschaft muss jedoch strukturiert erfolgen. Ein erster Versuch, eine solche Struktur zu erschaffen, erfolgte durch den Marinearzt *Lind*, der eine Untersuchung anstellte, um herauszubekommen, inwieweit bei längeren Überfahrten über den Atlantik, die Wochen und Monate dauern konnten, die Skorbut-Krankheit verhindert werden kann.

Er machte sein Experiment mit 12 Personen, die bei ihm auf dem Schiff als Matrosen angestellt waren. Er ging also von einer gewissen Gleichheit des Kollektivs aus, und dass sie unter gleichen Bedingungen am gleichen Ort lebten, sich nur unterschieden (Intervention) in der Diät. So randomisierte er zwei Matrosen auf tgl. ¼ l Apfelwein, zwei Matrosen auf tgl. 20 Tropfen Elixier Vitriol, zwei Matrosen auf tgl. 2 Löffel Weinessig und zwei Matrosen auf eine Kur mit Seewasser. Zwei Matrosen erhielten je zwei Orangen und eine Zitrone tgl. und zwei Matrosen tgl. 2 große Muskatnüsse.

Am Ende der Überfahrt waren die beiden Matrosen, die zwei Orangen und eine Zitrone tgl. erhalten hatten, dienstbereit, alle anderen waren krank und pflegebedürftig.

Die Schlussfolgerungen von Lind waren, dass 1. eine reine trockene Luft und 2. Früchte und Gemüse den Skorbut verhindern könnten. Allerdings folgte die Britische Marine diesen Schlussfolgerungen nicht. Erst 50 Jahre später wurde Zitronensaft zur Skorbutprophylaxe eingeführt.

Dieses Experiment ging also schon aus von der Homogenität des Kollektivs und von der exakten Beschreibung deren gemeinsamer Lebensweise. Davon trennte er deutlich die Intervention ab, die unterschiedlich erfolgte.

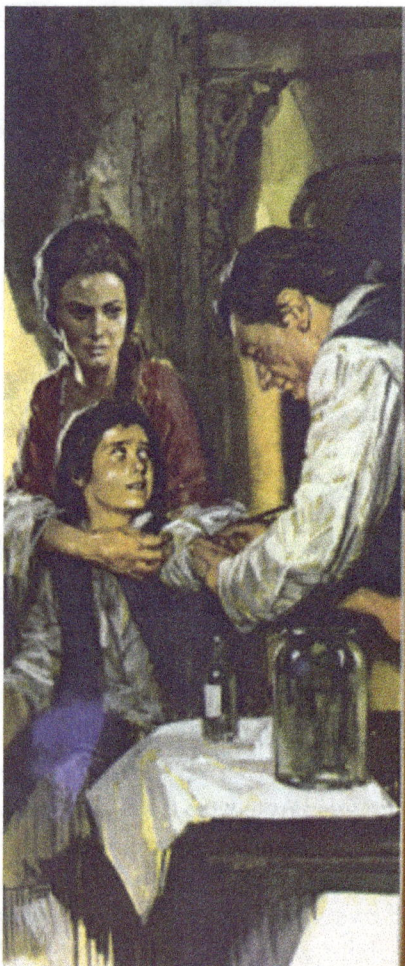

Abb. 28: Oberflächliche Inzision mit Kuhpockenblaseninhalt (Aus: La vie aventureuse des Grands Médecins, Presse Bureau Junior 1974, Madrid, S. 21)

Die Randomisierung in ihren Anfängen wurde also bereits von ihm durchgeführt. Auch seine Schlussfolgerungen waren richtig. Allerdings war ja die reine trockene Luft keine Intervention, dies war ja bei allen Matrosen gleich.

Die entscheidende Intervention waren die Zitrone und die Orangen, die sich von den anderen diätetischen Maßnahmen unterschieden, sodass er doch einen richtigen, aber auch einen nicht-richtigen Schluss aus seinem Experiment zog. Jedoch von der britischen Marine wurde dieses Experiment nicht als wegweisend empfunden.

Die Zeit war noch nicht dafür reif, ein Experiment mit einem hohen Wahrheitsgrad zu beurteilen.

Anfänge eines Experimentismus sind auch in der Vakzination von *Edward Jenner* zu erkennen. Bei einem 8jährigen Jungen führte er zwei Hautritzungen durch und schmierte Kuhpockenblaseninhalt in diese Wunden <Abb. 28>. Man hatte festgestellt, dass Patienten, die Kuhpocken erlitten, an echten Pocken nicht erkrankten, sondern höchstens an einer harmlosen Variante.

So war es auch bei dem Jungen. Es kam bei ihm zu den Kuhpocken und nun wurde das Experiment in einer Weise durchgeführt, die jede Ethikkommission heute ablehnen würde und die besorgten Blicke der Mutter sind verständlich. Denn einige Wochen später schmierte Jenner dem Jungen tatsächlich den echten Pockenblaseninhalt in die Hautwunden und zu seinem und auch des Jungen Glück kam es zu keiner Erkrankung.

Es ist hier eindeutig ein Experiment durchgeführt worden, allerdings mit einer unethischen Einstellung.

Ein Gedankenexperiment, das aber erhebliche Konsequenzen hatte, wurde von *Ignaz Semmelweis* durchgeführt. Er beobachtete, dass häufig Kindbettfieber dann auftrat, wenn die Studenten aus dem Seziersaal in den Kreissaal kamen.

Seine Intervention bestand jetzt darin, dass er forderte, dass Studenten die Hände nach Verlassen des Seziersaals waschen. Und er stellte fest, dass bei den Studenten, die die Händewaschung durchführten, ein Rückgang der Sterblichkeit an Kindbettfieber bestand, dagegen bei den Studenten, die keine Händewaschung durchführten, ein Anstieg der Sterblichkeit.

Damit wurde die Antisepsis erfunden durch ein Experiment.

Wenn auch allgemein die Bedeutung des Experiments noch nicht anerkannt war, so war es doch erstaunlich, dass Napoleon dieses Ausmaß erkannte und z.B. der Freilassung eines Verwandten von Jenner mit den Worten zustimmte: „So einem Mann kann ich nichts verweigern." <Abb. 29>

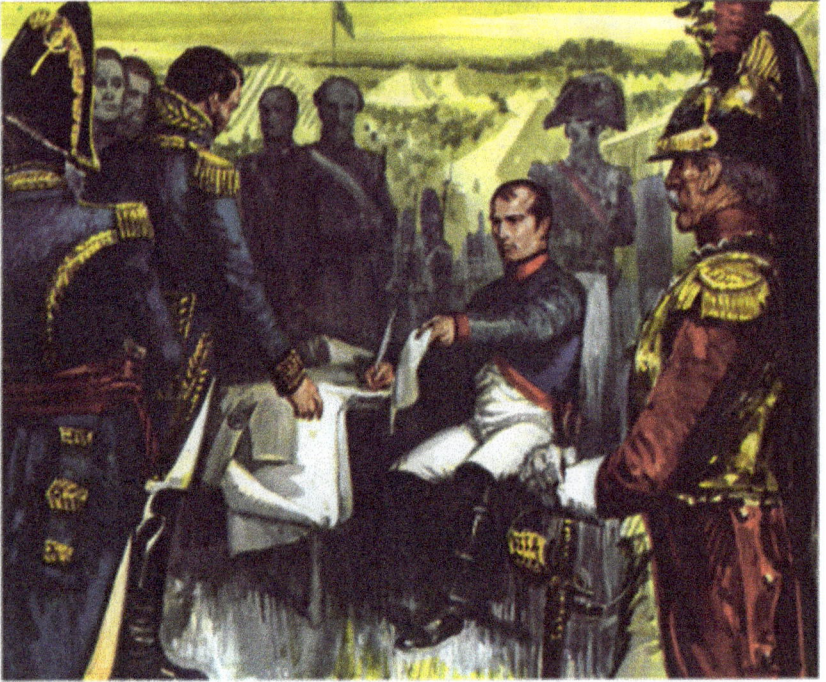

Abb. 29: „So einem Mann kann ich nichts verweigern", sagte Napoleon (Jenner hatte Napoleon in einem Brief um die Freilassung eines gefangenen Verwandten gebeten) (Aus: La vie aventureuse des Grands Médecins, Presse Bureau Junior 1974, Madrid, S. 22)

Im 18. Jahrhundert erfolgte eine weitere evolutionäre Entwicklung, die zu einem sehr wichtigen Instrument der Wissenschaft führte, dem Experiment.

So führte Ambroise *Paré* unfreiwillig ein Experiment durch, als er Schusswunden in Ermangelung des Öls mit einer Kräuterlösung behandelte.

Sie führte zwar zu einer besseren Wundheilung, aber er setzte sie nicht mehr in sein Behandlungsschema ein, als er wieder über Öl verfügte.

Das Experiment hatte im 17. Jahrhundert noch nicht die heutige Bedeutung, wenn auch die Elemente des Experiments wie Induktion, Deduktion und Beobachtung schon in der Antike von Aristoteles diskutiert wurden.

Theorien durch Falsifizierung und Verifizierung zu verneinen oder zu bestätigen kam erst später hinzu.

Ein strukturierter Versuch zur Durchführung eines Experiments erfolgte allerdings erst durch den Marinearzt *Lind* (1753), der bei einer längeren– Überfahrt über den Atlantik 12 Personen rekrutierte, denen er randomisiert verschiedene Nahrungsmittel zur Vermeidung von Skorbut zuteilte (Intervention) und exakt die Folgen erfasste (Auswertung).

Und obwohl die Matrosen, die zwei Orangen und eine Zitrone tgl. erhielten, frei von Skorbut blieben, zog er nur den Schluss, dass reine trockene Luft und Früchte und Gemüse den Skorbut verhindern können. Die Britische Marine führte erst 50 Jahre später Zitronensaft zur Skorbutprophylaxe ein.

Dieses Beispiel zeigt, dass das Experiment damals noch keine hohe Aussagekraft besaß. Trotzdem hat sich die evolutionäre Erkenntnis, wenn auch später durchgesetzt.

Das Experiment von Edward Jenner, der einen 8-jährigen Jungen mit Kuhpocken erfolgreich impfte, setzte sich zum späteren Zeitpunkt sofort durch und erhielt volle Anerkennung.

Ignaz Semmelweis fand dagegen mit seinem Gedankenexperiment, bei dessen praktischer Durchführung er einen eindeutigen Rückgang der Sterblichkeit an Kindbettfieber bewies, nur mühsam Anerkennung.

1.11 Neuzeit

Es kam nun zu einem Bruch mit den früheren Erfahrungen durch neue Möglichkeiten, wie sie insbesondere die Technik bot. Die Entdeckung des Mikroskops und dann auch des Elektronenmikroskops brachte neue Einblicke, die auch Virchows Zellularpathologie weiterhin beeinflussten.

Die Kontrollen der Hypothesen und Theorien durch das Experiment wurden allgemeingültig. Die Medizin wurde als Wissenschaft empfunden, die systematische theoriegeleitete Experimente, mathematische Darstellungen und präzise Vorausberechnungen ermöglichte.

Das 19. Jahrhundert war der Durchbruch zur naturwissenschaftlichen Medizin. Viele Techniken wurden erfunden und Methoden geschaffen, die weitere Erkenntnisse brachten, z.B. Untersuchungstechniken wie Kehlkopf- und Augenspiegelung oder Laboruntersuchungen. Dazu kamen biochemische Erkenntnisse, die Zellularpathologie, die Vererbungslehre, die rationale Pharmakotherapie, die Anti- und Asepsis, die Organentfernungsoperationen.

Es entstanden Spezialfächer wie z.B. Geburtshilfe, Gynäkologie, Kinderheilkunde, Psychiatrie, Neurologie.

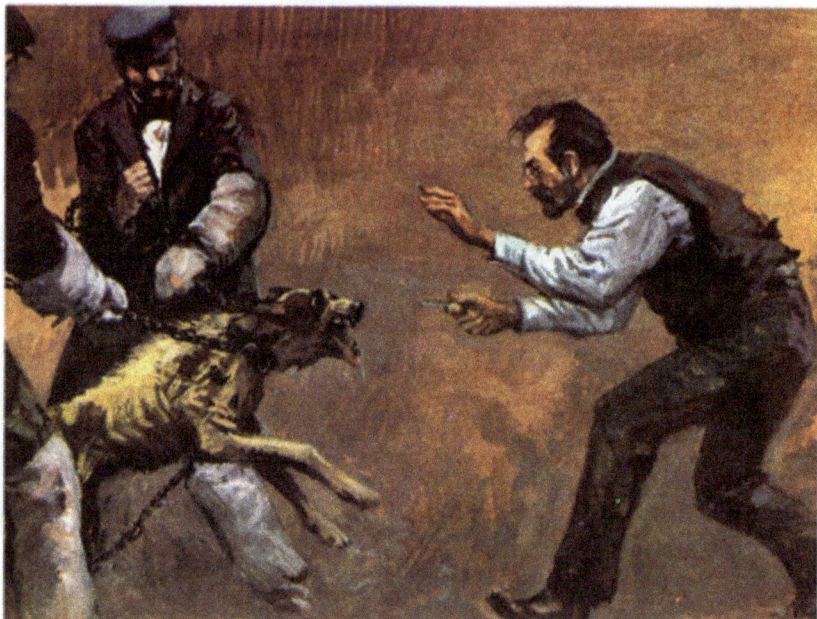

Abb. 30: Pasteur fängt den Speichel eines tollwütigen Hundes auf mit zwei sterilen Glasfläschchen in der Hand (Aus: La vie aventureuse des Grands Médecins, Presse Bureau Junior 1974, Madrid, S. 33)

Es kam aber auch zu neuen Auffassungen wie z.B. der Humoralpathologie, Homöopathie, Naturheilkunde, Kraniologie (Phrenologie) und Magnetismus.

Trotz des endgültigen Durchbruchs der naturwissenschaftlichen Medizin entstanden doch immer wieder paramedizinische Methoden, die man als Paradigmenänderung auffassen könnte, die sich aber nicht weiterentwickelten und daher nicht als Paradigmenwandel bezeichnet werden können.

Ein Beispiel für den Wandel ist auch die Antisepsis durch Zerstäuben von Karbolsäure während Operationen. Die Karbolsäurewolke wurde so dirigiert, dass sich die Hände des Chirurgen, die Instrumente, das Operationsfeld und auch die Hände der Helfer ständig im Aktionsradius des Zerstäubungsgeräts befanden.

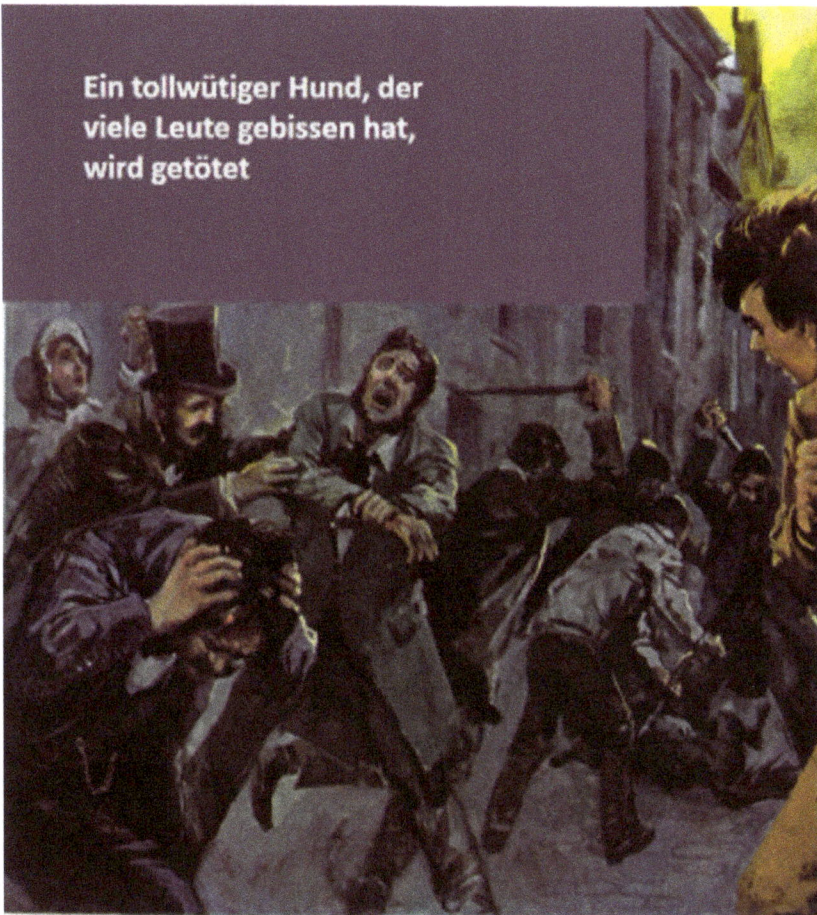

Abb. 31: Ein tollwütiger Hund, der viele Leute gebissen hat, wird getötet. (Aus: La vie aventureuse des Grands Médecins, Presse Bureau Junior 1974, Madrid)

Joseph Lister (1827–1912) war es, der diesen Versuch durchführte bei Amputationen. Er operierte 35 Patienten ohne diese Antisepsis und 40 Patienten mit dieser Antisepsis. Bei der Gruppe ohne Antisepsis traten bei 15 Pat. (43 %) Todesfälle auf, bei der Gruppe mit Antisepsis bei 6 Pat. (15 %).

Es ergab sich also eine Differenz von 28 % und er ging davon aus, dass dieser Unterschied noch nicht eine signifikante Bedeutung hätte.

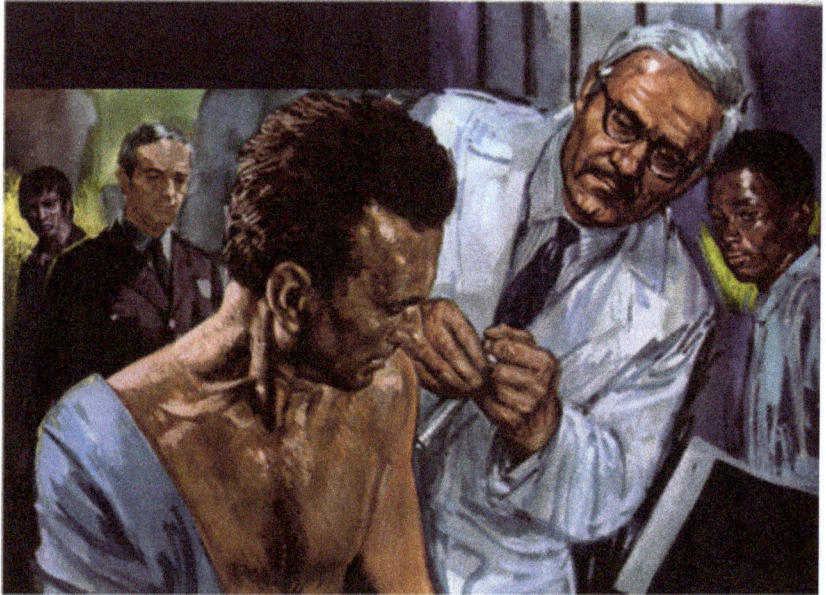

Abb. 32: Sabin impfte Hunderte von freiwilligen Sträflingen gegen Poliomyelitis (Aus: La vie aventureuse des Grands Médecins, Presse Bureau Junior 1974, Madrid, S. 58)

Wir können heute mit einfacher Berechnung feststellen, dass es sich um einen signifikanten Unterschied handelte, mit einer Wahrscheinlichkeit von 0,015 bei einem 95 % Konfidenzintervall von +7,6/+48,4 %. Auch die Fallzahl war ausreichend, denn bereits mit einer Fallzahl von nur 47 Pat. hätte er bei diesem Resultat ein signifikantes Ergebnis gehabt.

Der naturwissenschaftlichen Medizin folgte auch das Beispiel von *Pasteur*, der mit einem Glasfläschchen den Speichel eines tollwütigen Hundes sammelte. Er stellte den Erreger fest und hat dagegen einen Impfstoff entwickelt <Abb. 30, Abb. 31>.

Der naturwissenschaftlichen Medizin entsprach auch die Entdeckung der Polioviren und die Entwicklung von Impfstoffen, sodass diese Krankheit nahezu ausgerottet ist <Abb. 32, Abb. 33>.

Die Neuzeit akzeptierte die Ergebnisse des Experiments und es wurde zum wichtigsten Beweismittel der Wirklichkeit.

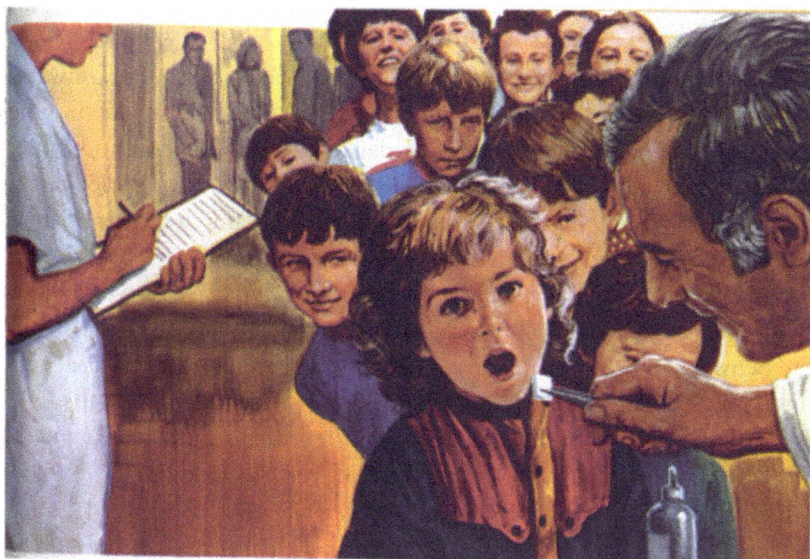

Abb. 33: 180 000 Kinder erhielten die Schluckimpfung ohne Schaden zu nehmen (Aus: La vie aventureuse des Grands Médecins, Presse Bureau Junior 1974, Madrid, S. 59)

Der evolutionäre Fortschritt der Wissenschaft setzte sich bis zum heutigen Tag durch und basiert auf der Naturwissenschaft. Wenn es auch immer wieder zu kleineren Paradigmenwandeln kam, die revolutionär versuchten neue Theorien zu entwickeln, so kam es jedoch nicht zu einem belastbaren Paradigma, das ein älteres Paradigma ablöste. Wenn auch die neuen Paradigmen bis heute bestehen, haben sie sich nicht fortentwickelt, was ein Kennzeichen für ein Paradigma ist *(Kuhn)*.

Beispiele sind die Alchemie, die Iatrophysik und Iatrochemie, der Vitalismus, der Biomechanismus, der Psychodynamismus, der Animismus, die Lebenskraftlehre, die Phlogistonlehre, die Reiztheorie, der Brownianismus, die Romantische Medizin, die Humoralpathologie, Homöopathie, Naturheilkunde, die Kraniologie (Phrenologie), der Magnetismus (Messner), der Holismus, die Psychosomatische Medizin und die Laienmedizin.

1.11.1 Alchemie

Bei der Alchemie handelt es sich nicht nur um die Gewinnung und Umwandlung von Metallen, sondern um das Finden des Steins der Weisen, eines Universal-Heilmittels zur Erneuerung der damaligen Medizin und Entdeckungen in der Iatrochemie. Damit entstand eine neue Theorie, die man als Beginn eines Paradigmas bezeichnen kann, zumal es durch Experimente zu neuen Einsichten und fließenden Übergängen zu pharmazeutischen Erkenntnissen teilweise gekommen ist. Eine Weiterentwicklung zu einem Paradigma im *Kuhnschen* Sinn ergab sich nicht. Wenn auch Erfindungen wie Porzellan und Schwarzpulver zu neuen Ergebnissen führten, kam es in der Medizin durch das Paradigma zu keinen weiteren Entwicklungen, allenfalls kann man die Alchemie als Vorläufer der Pharmazie ansehen durch die Erfindung von Destillations-, Extraktions- und Sublimationsapparaten.

1.11.2 Iatrophysik

Die Iatrophysik geht davon aus, dass die Lebensvorgänge und krankhaften Veränderungen im Organismus physikalisch und mechanisch ablaufen.

Ohne Zweifel können Vorgänge im Organismus auf diese Weise erklärt werden wie z.B. die Pumpfunktion des Herzens, die Versorgung des Körpers mit Blut über die Gefäße oder die mechanische Funktion der Lunge und der Niere.

So kam *William Harvey* <Abb. 25> auf die Entdeckung des Blutkreislaufs über mechanische quantitative Überlegungen, dass so viel Blut im Körper nicht in der Leber gebildet werden, sondern nur durch Zirkulation erklärt werden kann.

Diese Erkenntnis wirkt sich in der Diagnose und Behandlung von Herz- und Kreislauferkrankungen sehr günstig aus, wie z.B. im Aderlass, wodurch die Herzfunktion verbessert werden konnte und auch der erhöhte Blutdruck gesenkt wird. Bei Herz- und Kreislaufkrankheiten spielen mechanische Überlegungen eine entscheidende Rolle in der Diagnostik und Therapie bis zum heutigen Tag. Es entwickelte sich auf dem medizinischen Fachgebiet der Kardiologie und Angiologie ein sich ständig erweiterndes Paradigma, jedoch weniger durch revolutionären als durch evolutionären Erkenntnisgewinn mit kumulativer Weiterentwicklung, wie es bis zum heutigen Tag in der Naturwissenschaft geschieht.

Soweit absehbar wird sich in der Zukunft auch kein Paradigmenwandel vollziehen und grundsätzlich werden keine revolutionären Bewegungen erfolgen.

1.11.3 Iatrochemie

Ähnlich verhält es sich mit der *Iatrochemie*.

So versuchte *Paracelsus* Zusammenhänge zwischen Medikamenten und Krankheiten herzustellen. Krankheiten entstehen dann, wenn ein „äußeres" Mineral seinen Zwilling im Körper entzündet. Durch die Entwicklung eines Heilmittels aus dem verursachenden Mineral sollte die Störung korrigiert werden. Die Herstellung dieser Heilmittel erfolgte mit alchemistischen Methoden <Abb. 20>.

Die Lehre scheiterte, weil eine mineralische Ursache einer Krankheit nicht ermittelt werden konnte. Eine Weiterentwicklung zu einem Paradigma trat nicht ein, eine Theorie konnte nicht gefunden werden.

Man kann jedoch diese Bestrebungen in der molekularen Medizin verwirklicht sehen. Das Aufspüren von kettenartigen Wirkungen in den Zellen und die Stimulation bzw. Blockade dieser „Pfade" stellen einen aussichtsreichen Fortschritt in der Medizin dar, der aber im naturwissenschaftlichen Rahmen aufging, jedoch ohne Revolution, hingegen evolutionär.

1.11.4 Vitalismus

Im Vitalismus wird als Grundlage alles Lebendigen die Lebenskraft als entscheidendes Prinzip angesehen. Schon Aristoteles ging von einem Lebensprinzip (Entelechie) aus.

Die Synthese des Harnstoffs 1828 durch *Friedrich Wöhler* und die spontane Entstehung von Aminosäuren im Organismus machten die Lebenskraft-Theorie überflüssig. Lebensenergien scheinen zur Herstellung organischer Substanzen nicht notwendig zu sein.

Ein Paradigma entwickelte sich nicht, wenn auch in unserer Zeit Zellbiologen im „molekularen Vitalismus" wieder vitalistische Ideen aufgreifen, dies aber im Rahmen der naturwissenschaftlichen Forschung.

Ein natürlicher Reparaturmechanismus z.B. am Herzen, wobei Belastungsschäden durch Dysferlin, ein Protein, „geflickt" werden, könnten den Vitalismus wiederbeleben.

Eine *Vitalismus-Mechanismus-Kontroverse* entstand aus den unterschiedlichen Ansichten, dass Leben nicht nur eine Wechselwirkung der Moleküle ist (Mechanismus), sondern von geistigen Prinzipien abhängt, wie *Galen* (129 – nach 200 n. Chr.) als spiritus vitalis annahm.

Die Diskussion, ob das Leben mechanisch oder durch unbekannte Kräfte gelenkt wird, hält bis heute an, wird jedoch hauptsächlich im Paradigma der Naturwissenschaft geführt.

1.11.5 Psychodynamismus

Beim Psychodynamismus führt die „gestörte" Seele zu Störungen von Funktionen des Organismus. So können Affekte wie Freude, Trauer, Zorn, Hoffnung oder Liebe die Organfunktionen beeinflussen.

Eine Paradigma-Entwicklung, die über Revolutionen oder kumulativen Wissenszuwachs zu einem eindeutigen Handeln führt, ist nicht sicher zu erkennen.

1.11.6 Animismus

Nach dem animistischen Menschenbild hat der Mensch mindestens eine Seele, unabhängig vom Menschen. Verlässt die Seele den Körper, wird dieser krank, schwach und kann sterben.

Die Naturwissenschaft hat diesen Bereich noch nicht erreicht.

Der Animismus, der davon ausgeht, dass alle Lebensvorgänge von einer Seele beeinflusst werden, führt zu einem Kampf der Seele gegen die schädlichen Einflüsse. Krankheitssymptome seien dabei nicht nur Zeichen der Krankheit, sondern Ausdruck von Heilanstrengungen. Schießen diese Heilanstrengungen über das Ziel hinaus, wie Gemütsbewegungen mit Schreck und Zorn, so können sie sich krankmachend auswirken. Ein Kausalzusammenhang zu organisch-neurologisch bedingten Störungen wird gesehen und z.B. bei der Neurose eine Erweiterung zu einem Paradigma versucht (Psychosomatik).

1.11.7 Traditionelle chinesische Medizin (TMC)

Nach der traditionellen chinesischen Medizin ist die Krankheit ein Produkt der Unterbrechung des harmonischen Flusses von Funktionskreisen in Kanälen im menschlichen Körper („Leitbahnen" oder „Meridiane").

Diese Vorstellungen widersprechen wissenschaftlichen Erkenntnissen über Funktion und Aufbau des menschlichen Körpers. Die TCM versucht, physische Krankheiten durch verschiedene Praktiken zu kurieren, die eine Ausbalancierung der Flüsse zum Ziel haben, wie z.b. Diäten, Ernährungslehren und Akupunktur.

Neue naturwissenschaftliche Erkenntnisse werden integriert, wenn sie in das Verständnis der TCM passen. Ein Beispiel ist die Entdeckung der „Bazillen" als Krankheitserreger, was schon vor 2000 Jahren in der TCM bekannt war, und die Konzeption eines „Abwehr Qi" als Immunabwehr.

Trotzdem kann man die Übersetzung von Qi als Lebensenergie nicht mit den naturwissenschaftlichen Realitäten gleichsetzen, sodass das Paradigma ohne evolutionäre Weiterentwicklung bestehen bleibt.

1.11.8 Lebenskraftlehre

Lebenskraftlehren sind heute nur noch Bestandteile religiös-idealistischer Naturlehren und werden durch die naturwissenschaftlichen Erkenntnisse nicht mehr als materielle Kräfte in belebten Organismen zusätzlich zu physikalischen und chemischen Gesetzmäßigkeiten gesehen.

1.11.9 Phlogistonlehre

Die Phlogistonlehre ging davon aus, dass diese hypothetische Substanz bei allen brennbaren Körpern entweicht und alle Oxidations- und Reduktionsprozesse im Körper erklärt.

Jedoch die Entdeckung von Sauerstoff durch Antoine Lavoisier, die zeigte, dass alle Verbrennungsvorgänge ohne Einsatz von außergewöhnlichen Annahmen erfolgen und durch das Gas Sauerstoff erklärt werden konnten, erbrachte hier einen revolutionären Paradigmenwandel im Sinn von Thomas Kuhn.

1.11.10 Brownianismus

Unter Brownianismus versteht man ein Konzept, dass ein Zustand mittlerer Erregung Gesundheit bedeutet und jede Krankheit entweder durch Stimulierung oder Sedierung therapiert werden sollte.

Bei übermäßiger Erregbarkeit (Sthenie) oder mangelhafter Erregbarkeit (Asthenie) wird der Mensch krank. Alle Krankheiten lassen sich nach dieser Theorie zwischen diesen beiden Extremen einordnen.

So ist z.B. die Manie durch eine zu starke Erregbarkeit, die Melancholie durch eine zu geringe Erregbarkeit bedingt.

Ein therapeutisches Prinzip war zum Beispiel, Beruhigungsmittel, Aderlass, Abführmittel oder Brechmittel bei Übererregbarkeit und Moschus, Kampfer, Opiate und Alkohol bei Untererregbarkeit anzuwenden.

Dieses Paradigma war jedoch weder durch revolutionäre noch evolutionäre Erkenntnisfortschritte erweiterbar.

1.11.11 Romantische Medizin

Bei der Romantischen Medizin kam es zu einer Rückbesinnung auf die Naturphilosophie, in der sanftere Methoden und neue Lebensformen vor sich gingen, insbesondere mit freieren Formen der Gesundheitsfürsorge und Erziehung. Man wandte sich gegen die Folgen der neuen Naturwissenschaften.

Es handelte sich damit in erster Linie um eine Abkehr von den Erkenntnissen und Handlungen der Naturwissenschaft, also eher um einen negativen Paradigmenwandel.

1.11.12 Humoralpathologie

Die Humoralpathologie, die ihre Anfänge und Weiterentwicklung zu einem Paradigma bereits in der Antike und im Mittelalter erfuhr (Hippokrates, Galen), existierte in erweiterter Form (Temperamentelehre) bis ins 19. Jahrhundert und wurde dann von der Zellularpathologie und Naturwissenschaft abgelöst.

Sie bildete ein Paradigma im *Kuhnschen* Sinne, indem sie sich durch erweiternde Kenntnisse behauptete und weiterentwickelte, dann aber nach einem revolutionären Paradigmenwandel zu dem neuen Paradigma der naturwissenschaftlichen Erkenntnis mit evolutionärem kumulativem Wissenszuwachs entfaltete.

1.11.13 Homöopathie

Auch bei der Homöopathie handelt es sich im Vergleich zu den mystischen Vorstellungen des Altertums und der Antike um einen revolutionären Paradigmenwandel mit neuen Vorstellungen und Therapieansätzen. Die Prinzipien der Homöopathie (Ähnlichkeitsregel, Arzneiprüfung an gesunden Versuchspersonen, Therapie mit kleinen Dosen und individuelle Therapie) waren neu und es entstand ein Paradigma, das bis zum heutigen Tag besteht.

Eine Weiterentwicklung, die dann zu einem Paradigmenwandel führen konnte, fand auch nicht statt.

Die Homöopathie wird unverändert nach den Regeln von *Christian Friedrich Samuel Hahnemann* betrieben, sodass auch die Definition Kuhns für ein Paradigma nicht erfüllt ist. Die evidenzbasierte Medizin kann keines der Prinzipien von Hahnemann bestätigen.

Klinische Studien nach dem heutigen wissenschaftlichen Standard konnten keine über den Plazebo-Effekt hinausgehende Wirksamkeit homöopathischer Arzneimittel nachweisen.

1.11.14 Naturheilverfahren

Unter den Naturheilverfahren versteht man verschiedene therapeutische Maßnahmen, die die körpereigenen Fähigkeiten zur Selbstheilung (Spontanheilung) aktivieren, ohne Anwendung technologischer Hilfsmittel.

Die therapeutischen Maßnahmen bestehen in der Anwendung von Sonne, Licht, Luft, Bewegung, Ruhe, Nahrung, Wasser, Kälte, Erde, Atmung, Gedanken und Willensvorgängen. Im erweiterten Sinn werden auch „natürliche" Arzneimittel, vor allem Heilpflanzen und deren Zubereitungen hinzugenommen. Ausgeschlossen sind allerdings Impfungen z.B. mit gentechnologisch hergestelltem Hepatitis B-Impfstoff und Penicillin, obwohl ein Stoff natürlichen Ursprungs.

Zur „klassischen" Naturheilkunde zählen:

- Phytotherapie (Pflanzenwirkstoffe)
- Hydro- und Balneotherapie
- Bewegungstherapie
- Diätetik
- Ordnungstherapie (Lebensordnung)

Zu den Methoden der naturheilkundlichen Alternativmedizin gehören:

- Aromatherapie
- Homöopathie
- Spagyrik
- Bach-Blütentherapie
- Traditionelle Chinesische Medizin
- Ayurvedische Medizin
- Anthroposophische Medizin

Ein Paradigma liegt bei der Naturheilkunde vor, das bereits in der Antike und im Mittelalter als Paradigmenwandel gegenüber der mystischen Medizin eingetreten ist. Das Paradigma der Naturheilkunde hat sich kumulativ evolutionär weiterentwickelt, aber ein Paradigmenwandel ist nicht erkennbar.

Die Naturheilkunde hat sich als ergänzende und auch alternative Methode erhalten, jedoch ohne durch neue Erkenntnis sich grundsätzlich zu verändern.

1.11.15 Phrenologie

Bei der Phrenologie (Schädellehre) schließt man aus der Kopfform auf das Wesen des Menschen, z.B. Wölbung über den Augen auf Ortssinn, langer Hinterkopf Anhänglichkeit, eine Delle in der Stirnmitte wenig Scharfsinn, vorquellende Augen Lernen lateinischer Begriffe, breiter Nacken Fortpflanzungstrieb.

Durch das Präparieren des Gehirns fand jedoch *Gall* die graue Substanz, die einen Großteil des Gehirns ausmacht und auch im Rückenmark vorkommt.

Seine Thesen lösten Furore aus, aber veranlassten auch andere Forscher, sich ernsthaft mit dem Gehirn auseinanderzusetzen.

So kam es, dass *Gall* verboten wurde, seine Lehre weiterhin öffentlich zu verbreiten.

Galls Mutmaßungen wurden immer kritischer gesehen und bewahrheiteten sich schließlich nicht, und zwar durch die Fortschritte in der Gehirnforschung, die die Gallsche Lehre inspiriert hat. Damit erfolgte mit der Gallschen Lehre ein echter Paradigmenwandel. Es entstand ein Paradigma, das versucht, aus der Form des Schädels Verhaltensweisen des Menschen zu erkennen.

Durch eine Revolution wurde dieses Paradigma durch einen Paradigmen-wandel abgelöst und es entstand ein neues Paradigma durch die folgende Gehirnforschung, von der sehr wohl verschiedene Fehlfunktionen durch Zerstörung von Gehirnabschnitten erklärt werden können wie z.b. durch Traumata, Schlaganfälle oder Tumore.

1.11.16 Magnetfeldtherapie

Bei der Magnetfeldtherapie oder Magnet-Therapie werden Patienten einem Magnetfeld ausgesetzt. Eine Wirksamkeit ist wissenschaftlich nicht belegt.

Statische oder pulsierende Magnetfelder mit verschiedenen Frequenzen, Intensitäten und Programmen sollen zu einer verbesserten Durchblutung der Organe und des Zellstoffwechsels führen.

Durch einen Paradigmenwandel führte jedoch diese nicht-invasive Mag-netfeldtherapie (MFT) zur Invasiven MFT oder Elektro-Osteostimulation, die z.b. bei der Heilung von Knochenbrüchen sich verbessernd auswirkt und wissenschaftlich untersucht und wirksam ist.

1.11.17 Holismus

Unter Holismus oder Ganzheitslehre versteht man, dass natürliche Vorgänge nur als Ganzes und nicht als Zusammensetzung ihrer Teile funktionieren.

Die entgegengesetzte Auffassung, der *Reduktionismus*, kann hingegen nur Einzelfunktionen, aber nicht die vollständige Erklärung von Vorgängen bringen.

Schon in der Antike bei den Nachsokratikern Platon und Aristoteles galt: „Das Ganze ist mehr als die Summe seiner Teile."

Die Konglomeration einzelner Teile bildet wieder ein neues Ganzes mit neuen Funktionen und Fähigkeiten.

So kann ein Medikament eine Wirksamkeit bei einem Leiden haben, kann aber als Nebenwirkung die Sicherheit beeinträchtigen, sodass die Wir-kung nur holistisch bewertet werden kann.

Ein Generalist weiß von immer mehr immer weniger und der Spezialist weiß von immer weniger immer mehr.

Der Reduktionismus war jedoch in der Medizin sehr erfolgreich und hat viele Probleme gelöst. Kein anderer Ansatz kann als in gleichem Maß wissenschaftlich fundiert gelten.

Obwohl die Medizin bisher nicht alle Fragen des gesunden und kranken Menschen lösen konnte, spricht viel dafür, dass der Weg weiterhin erfolgreich sein wird.

Einwände gegen einen Reduktionismus sind eine Vereinfachung der Lebensprozesse auf wesentliche Fakten. Dieser evtl. Nachteil kann durch umfassende Untersuchungen aller Systemeigenschaften auf bekannte oder der Untersuchung zugängliche Teile ausgedehnt werden, zumal der Holismus in der Therapie „wenig Neues" gebracht habe.

Ohne Zweifel hat der Reduktionismus in der Medizin zu einem Paradigma geführt, das mit der Erkennung und Behandlung durch kumulative Wissenserweiterung zu großen Fortschritten führte.

Ein Paradigmenwandel durch den Holismus scheint nicht in Sicht und kann dann wahrscheinlich in die reduktionistischen Erkenntnisse eingefügt werden.

1.11.18 Laienmedizin

Unter dem Begriff Laienmedizin wird die Behandlung von Krankheiten durch nicht professionell ausgebildete Personen verstanden. Sie geht nicht von systematisch gesammelten, aufbewahrten, gelehrten und tradierten Erfahrungen aus und steht nicht in Zusammenhang mit einer Begründung.

Alltagswissen ist durch eindeutige Kriterien vom wissenschaftlich begründeten Wissen zu unterscheiden, weil es den methodischen Prozess der Erkenntnisgewinnung nicht voraussetzt, sondern relativ zufällige Beobachtungen oder Erfahrungen wiedergibt.

Damit ist die Laienmedizin nicht in der Lage, ein Paradigma im Kuhnschen Sinn zu entwickeln, und es kann deshalb auch kein Paradigmenwandel durch kumulative oder revolutionäre Wissensansammlung entstehen.

1.12 Medizingeschichte in Zahlen (Naturwissenschaft)

- Ca. 5. Jhd. v. Chr. (Hippokrates):	Humoralpathologie (Paradigmenwandel)
- Antike (Galenos):	Eklektizismus (Weiterentwicklung des Paradigmas)
- Renaissance (Andreas Vesal):	Anatomie (Paradigmenwandel)
- 17. Jahrh. (William Harvey):	Entdeckung d. Blutkreislaufs (Paradigmenerweiterung)

- Um 1700 (A. van Leeuwenhock):	Entdeckung d. Mikroskops (Paradigmenerweiterung)
- 1761(Giovanni Battista Morgagni):	De sedibus et causis morborum (evolutionäre Entwicklung)
- 1778 (Humphrey Davy):	Entdeckung d. schmerzlindernden Wirkung von Lachgas (evolutionäre Entwicklung)
- 1804 (Apotheker Sertürner):	Isolation des Morphins (evolutionäre Entwicklung)
- 1844 (Horace Wells):	Lachgasnarkose Zahnextraktion (evolutionäre Entwicklung)
- 1884 (Ignaz Philipp Semmelweis):	Händedesinfektion, Asepsis (evolutionäre Entwicklung)
- 1858 (Rudolf Virchow):	Zellularpathologie (evolutionäre Entwicklung)
- 1867 (Joseph Lister):	Karbol- Antisepsis (evolutionäre Entwicklung)
- 1884 (Carl Koller):	Kokain als Analgesie (evolutionäre Entwicklung)
- 1898 (August Bier u. Assistent Hildebrandt):	Spinalanästhesie mit Kokain (evolutionäre Entwicklung)
- 1903 *Eigenversuch*	Veronal 1. Barbiturat (evolutionäre Entwicklung)
- 1909/10 (Paul Ehrlich):	Sulfonamide (Salvarsan) (evolutionäre Entwicklung)
- 1916 (Mc Clean):	Heparin (evolutionäre Entwicklung)
- 1921 (Banting und Best):	Insulin (evolutionäre Entwicklung)
- 1928 (Alexander Fleming):	Penicillin (evolutionäre Entwicklung)
- 1942:	Curare (Muskelrelaxans) (evolutionäre Entwicklung)
- 1943:	Synthese von Lidocain (evolutionäre Entwicklung)
- 1953 (John Gippon):	Herz-Lungen-Maschinen-Op. (evolutionäre Entwicklung)
- 1953 (Watson und Crick):	Struktur der DNA (evolutionäre Entwicklung)
- 1956:	Halothan (evolutionäre Entwicklung)
- 1967 (Christian Barnard):	1. Herztransplantation (Tod nach 18 Tagen) (evolutionäre Entwicklung)
- 1968:	2. Herztransplantation (Überleben von 19 Monaten) (evolutionäre Entwicklung)
- 20./21. Jahrhundert:	„Studienmedizin", molekulare Medizin, personelle Medizin, Gendiagnostik und Genmedizin, Zellzytologie

Von entscheidender Bedeutung war, wie James Watson und Francis Crick die Doppelhelix unserer Desoxyribonukleinsäure feststellten <Abb. 34>.

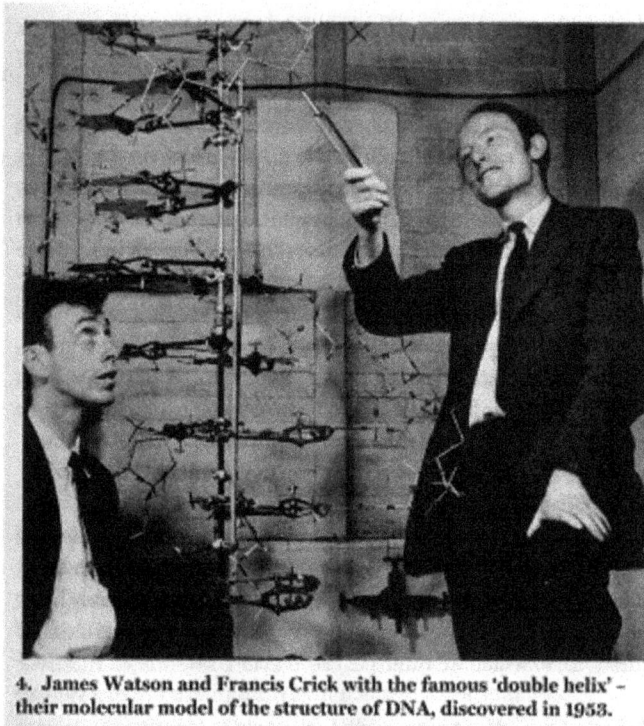

4. James Watson and Francis Crick with the famous 'double helix' –
their molecular model of the structure of DNA, discovered in 1953.

Abb. 34: James Watson und Francis Crick mit der berühmten „Doppel-Helix",
ihrem Molekular-Modell der DNA-Struktur, das sie 1953 entdeckten: Science
Photo Library/Barrington Brown, A/Gonville and Caius College (Bildnummer
11826906)

Der weitere Werdegang der naturwissenschaftlichen Medizin im 20. und
21. Jahrhundert lässt sich an verschiedenen Studientypen und Forschungs-
gebieten ausmachen.

Die ständigen Entdeckungen wurden auch kritisch gesehen, wie aus dem
Gedicht:

„Der Wunderdoktor" von *Eugen Roth* zu erkennen ist:

> „Seit alters schon wird unentwegt
> Auf Wunden heilend Kraut gelegt.
> Jedoch die reine Wissenschaft
> Glaubt nicht an solche Wunderkraft,

Eh sie erprobt ihr Medizinchen
Exakt an Mäuschen und Kaninchen.
Dann wird, was längst schon kräuterweiblich,
Auf einmal wichtig unbeschreiblich
Und durch die Welt geht's mit Gebrüll:
Heilkraft entdeckt im Chlorophyll!"

1.13 Medizin des 20./21. Jahrhunderts

- Studienmedizin
- Experiment
- Randomisierte kontrollierte Studie
- Equipoise
- Gentherapie
- Molekulare Medizin
- Personifizierte Medizin
- Kuhn-Kritiker
- Postskriptum (Kuhn)

Die Weiterentwicklung der naturwissenschaftlichen Medizin im 20. und 21. Jahrhundert bestand nicht nur in Entdeckungen, sondern auch in einem kumulativen und klassischen Erkenntnisgewinn.

1.13.1 Studienmedizin (Elemente)

- Ethische u. rechtliche Voraussetzung (Helsinki- Deklaration, Arzneimittelgesetz)
- Studientyp (Beobachtungs-, rand. kontr.-, Überlegenheits-, Äquivalenz-, Nichtunterlegenheitsstudien)
- Studiendesign (Parallel-, Cross-over-, sequentielles-Design)
- Kollektiv (Ein- u. Ausschlusskriterien, adäquate Charakteristika und Basiswerte)
- Randomisierung (einfach, Block-, Bias-coin-, stratifizierte Randomisierung)
- Verblindung (einfach oder doppelt)
- Intervention (Verum, Plazebo, Vergleichsmedikament und -maßnahmen)
- Endpunkte (primär, sekundär, kombiniert, Surrogat)

- Fallzahlbestimmung (Therapieeffekt, α- u. β-Fehler, Studiendesign)
- Homogenitätsprüfung (X^2-Test, I^2-Wert)
- Analyse der Ergebnisse (Intention-to-treat, per-Protokoll, as-treated)
- Ergebnisse (Evidenz, Kohärenz, Konsens, Plausibilität)
- Sensitivitätsberechnungen (Selektion des Kollektivs u. der Endpunkte)
- Subgruppenanalyse (wichtige Parameter)
- Nutzen-/Risiko-Bewertung (Wirksamkeit/Nebenwirkungen)
- Mängel
- Generalisierbarkeit
- Sicherheit, Unbedenklichkeit

Die Durchführung von Studien, die evtl. auch ein Risiko für den Probanden oder Patienten darstellen könnte und einen erheblichen personellen und finanziellen Aufwand nötig macht, muss natürlich ethisch und rechtlich vertretbar sein.

Die *ethischen Voraussetzungen* werden durch die Helsinki-Deklaration mit ihren verschiedenen Novellierungen geschaffen, die *rechtlichen Voraussetzungen* durch das Arzneimittelgesetz. Die *Durchführung* durch die Good Clinical Praxis schafft einheitliches Vorgehen und Vergleichbarkeit der Studien.

So muss in den Studien festgelegt werden, welcher *Studientyp* gewählt wird, ob es sich z.B. um eine Beobachtungsstudie oder eine randomisierte, kontrollierte Studie handelt, wobei bei der letzteren sowohl auf Überlegenheit, Äquivalenz und Nicht-Unterlegenheit geprüft werden kann.

Das *Studiendesign* muss adäquat gewählt werden, z.B. bei Patienten mit Krankheitsbildern, die variieren können, durch ein Parallelgruppendesign, während bei pharmakokinetischen Untersuchungen mit Probanden, bei denen stabile gesundheitliche Verhältnisse vorliegen, ein Cross-over Design möglich ist.

Das *Kollektiv* muss genauestens beschrieben sein mit Ein- und Ausschlusskriterien, da nur bei einem homogenen Kollektiv ein Unterschied durch die Intervention ermittelt werden kann, der nicht schon allein durch ein unterschiedliches Kollektiv bedingt ist.

Eine *Randomisierung*, die einfach, mit Block oder auch stratifiziert erfolgen kann, schafft Bedingungen, die auch bei Nichtwissen von Risikofaktoren gleiche Voraussetzungen macht.

Die *Verblindung* wird danach gewählt, ob große Sicherheit notwendig ist, d.h. offen oder verblindet, damit die Endpunkte eben nicht von dem Patienten schon erkannt und beeinflusst werden können.

Die *Intervention* erfolgt am günstigsten im Vergleich mit einem Plazebopräparat, aber das ist nicht immer vertretbar, außer wenn alle Gruppen eine Standardtherapie erhalten.

Die *Endpunkte* müssen so gewählt sein, dass sie auch klinisch relevant sind und nicht nur Surrogatendpunkte, also Stellvertreter für klinisch relevante Endpunkte darstellen.

Bei einer *Fallzahlbestimmung* besteht die Möglichkeit, dass die Aussage so eingegrenzt wird, dass das erhoffte Ergebnis adäquat dargestellt ist.

Bei zu kleiner Fallzahl ist es möglich, dass ein Therapieeffekt nicht erkannt wird, bei großer oder sehr großer Fallzahl hingegen werden Ergebnisse signifikant bei kleinsten Unterschieden, die therapeutisch aber nicht effektiv sind.

Die *Homogenitätsprüfung* kann biometrisch gemessen werden mit dem Chi^2-Test und dem I^2-Wert.

Die *Analyse der Ergebnisse* muss erfolgen mit verschiedenen Methoden, ob nur das Kollektiv geprüft wird, das sich protokollgerecht verhalten hat oder ob man am gesamten Kollektiv prüft, inwieweit sich ein Ergebnis bei der praktischen Anwendung voraussagen lässt.

Ergebnisse müssen auf Evidenz, Kohärenz, Konsens und Plausibilität geprüft werden.

Sensitivitätsberechnungen sind wichtig, um die Belastbarkeit der Ergebnisse zu prüfen.

Bei *Subgruppenanalysen* können wieder wichtige Hypothesen gewonnen werden, welches Kollektiv oder unter welchen Bedingungen ein Ergebnis zustande kommt.

Bei den heutigen heilenden Maßnahmen, die wirken, aber deshalb auch mit Nebenwirkungen behaftet sind, muss immer eine *Nutzen-/Risiko-Bewertung* erfolgen. Es muss klargestellt werden, welches Risiko im Vergleich zum Nutzen vertretbar ist.

Da es sich bei den Studien nur um Stichproben mit beschränkter Fallzahl und Dauer handelt, müssen *weitere Studien* mit größeren Fallzahlen zur Bestätigung der Wirksamkeit und Sicherheit und Unbedenklichkeit erfolgen.

Mängel in den Studien müssen genau detektiert werden und eine *Generalisierbarkeit* ist natürlich durch die Studien, die immer nur Stichproben darstellen, nicht eindeutig gewährleistet. In diesen Fällen können Beobachtungsstudien wie z.b. auch Anwendungsbeobachtungen weitere Klarheit über die reale Wirksamkeit und Verträglichkeit bringen.

1.13.2 Die randomisierte, kontrollierte, verblindete Parallelgruppenstudie

ist heute die Methode mit der größten Aussagekraft hinsichtlich der Wirksamkeit und Sicherheit einer Therapiemaßnahme.

Kritisch angemerkt werden muss bei diesem Studientyp, dass es sich nur um Mittelwertsveränderungen handelt, die keine Aussage für den Einzelpatienten ermöglichen. Auch sind die Therapieeffekte manchmal so gering, dass auch die Patienten, die z.B. das Medikament nicht einnehmen, nur einen geringen Nachteil haben.

Angenommen die Mortalität in einer Studie betrug in der Plazebogruppe 20 % und in der Verumgruppe 10 %. Dann muss man sich bewusst sein, dass 100 % in der Verumgruppe das Medikament eingenommen haben und trotzdem sind 10 % gestorben. In der Plazebogruppe sind 80 % nicht gestorben, obwohl z.B. kein Medikament eingenommen wurde. Von den 20 %, die unter Plazebo gestorben sind, konnte also nur die Hälfte gerettet werden, also haben nur 10 % von dem Medikament profitiert. Es sind also nur 10 % weniger in der Verumgruppe gegenüber der Plazebogruppe gestorben, d.h. es müssen 10 Patienten behandelt werden, damit 1 Patient weniger stirbt.

Einschränkungen

Einschränkend für das Studiendesign der randomisierten, kontrollierten, verblindeten Studie ist auch, dass es sich um viele Einflussgrößen (Störgrößen) handelt. Es sind auch viele Zielvariablen, die dabei wirksam sind.

1.13.3 Die Studie als Experiment

Das System von Experimenten oder Kontrollen erfordert die Wiederholung modifizierter Studien. Die Qualität der Messmethoden, die Analyseverfahren, das Kollektiv, die Kontrollen, die Randomisierung und Verblindung können Biasmöglichkeiten schaffen.

Es handelt sich also bei diesem Studientyp um ein Experiment, um eine mathematische Darstellung, eine künstliche Herauspräparierung im Gegensatz zur natürlichen Wahrnehmung in der ganzheitlichen Natur. Es bestehen damit definierte Zusammenhänge, die losgelöst sind von eventuellen anderen Zusammenhängen.

Die Einflüsse von Störfaktoren können das Ergebnis beeinflussen und man ist auch durch die Studie gezwungen, sich auf wenige Parameter zu beschränken.

Das Experiment stellt also ein vereinfachtes Modell mit vereinfachten Erklärungen dar, was evtl. zu entscheidenden Fehlern führen kann.

Jedes Experiment beinhaltet auch Einschränkungen wie z.B., dass eine „künstliche Herauspräparierung" untersucht wurde und bei künstlich erzeugten Situationen quasi eine „isolierte Natur" dargestellt wird.

Es bestehen idealisierende Modellvorstellungen, losgelöst von Störfaktoren, mit definierten Zusammenhängen, Reduktion auf wenige Variable, Beschränkung auf wenige Parameter, Nichtberücksichtigung vieler Parameter, eine Einschränkung jedoch mit praktischer Nutzanwendung.

Es handelt sich also um eine selektive Beschreibung der Wirklichkeit, eine gezielte Herstellung von Naturprozessen. Es liegt hier also ein Reduktionismus gegenüber dem Holismus vor. Es ist ein System ausgewählt worden, bei dem nur ein Teil der Realität willkürlich untersucht wurde.

Die Definition bestimmter Variabler dieser konstruierten Wirklichkeit ist geschaffen worden, die Wirklichkeit als Ganzes ist ausgeblendet. Es besteht nur eine begrenzte Kontrolle von Störfaktoren. Die Bestätigung oder Widerlegung einer Hypothese ist eingeschränkt. Die Reduktion der Komplexität bedeutet Fortschritt, da die gesamte Komplexität unüberschaubar wäre. Entscheidend ist, die richtigen Einflussgrößen zu wählen und Störfaktoren auszuschalten. Damit ist ein einzelnes Experiment oder eine Studie nicht zum Nachweis ausreichend. Erst durch mehrere Experimente bzw. klinische Studien ergibt sich ein verlässliches Bild von der Wirksamkeit und Sicherheit.

Berücksichtigt werden muss auch, dass die Studie geplant wird, weil ein bestimmtes Ergebnis erwartet wird.

Das Experiment ist somit kein natürlicher Zugang zur Wirklichkeit, sondern eine Konstruktion der Erfahrung. Das Experiment prüft nur die hypothetische Annahme. Gezielte Fragen an die Natur sind mit einem Experiment nicht prüfbar.

Die wissenschaftliche Tätigkeit im Rahmen eines Systems erfolgt nur in einem Spielraum, der definiert ist und sich in dem Bereich der Fragen und Antworten bewegt. Die Realität ist willkürlich ausgesondert worden zugunsten bestimmter Variabler einer konstruierten und nicht definierten Wirklichkeit. Die Wirklichkeit als Ganzes ist jedoch ausgeblendet, und nur im umschriebenen Bereich wurde die Wirklichkeit untersucht, auf bekannte Variable reduziert.

Es erfolgt somit im Experiment nur eine Hypothesengenerierung und eine Hypothesenbestätigung. Trotzdem bedeutet diese Reduktion einen großen Fortschritt zur Erkennung der Zusammenhänge und ohne Reduktion (Experiment) wäre durch die Komplexität kein Fortschritt erzielbar.

Bei der randomisierten, kontrollierten Studie liegen weitere Einschränkungen vor wie z.B., dass bei der Erstellung der Vordaten eine Abhängigkeit von der Auswahl der Publikationen besteht, dass man auch davon ausgehen muss, dass Studien mit positiven Ergebnissen häufiger publiziert werden als mit negativen (Publikationsbias). Die Qualität der Studien kann unterschiedlich sein und es können durch Mängel in den Studien Verzerrungen der Ergebnisse entstehen.

Ein Problem bei den randomisierten, kontrollierten Studien ist auch die Rekrutierung. Bei kleinen Therapieeffekten sind große Patientenzahlen notwendig, um überhaupt eine statistische Signifikanz zu erzielen. Dabei entsteht aber das Problem, dass evtl. diese kleinen signifikanten Therapieeffekte nicht mehr klinisch relevant sind.

Es handelt sich um eine multidimensionale Methodik, in die viele Störfaktoren eingehen können.

Im Einzelnen bestehen die Einschränkungen bei der randomisierten kontrollierten Studie in der Wahl des Studientyps und des Studiendesigns, auch wie die Verblindung durchgeführt wird und inwieweit diese Zuordnung (Concealment) trotzdem erkannt werden kann.

Auch die *Randomisierung* kann auf unterschiedliche Weise durchgeführt werden, sodass sie z. T. nicht adäquat ist (einfache Randomisierung, Blockrandomisierung, Randomisierung oder Minimisierung und auch Bias Coin-Methode).

Bei der *Analyse* muss unterschieden werden, welche Methode adäquat ist, ob man von einer Intention-to-treat-Analyse oder Per-Protokoll- oder As-treated-Analyse ausgeht, d.h. ob man alle randomisierten Patienten auswertet oder nur die, die sich protokollgerecht verhalten haben oder sie nur danach auswertet, in welcher Gruppe sie letztendlich ausgewertet wurden.

Unvermeidlich sind auch die *Ausfälle* in diesen Studien, und um wichtige Gruppen von Patienten in gleicher Verteilung zu erhalten, muss eine Prä-spezifizierung durchgeführt werden. Dann lassen sich auch Subgruppen-ergebnisse als signifikant und klinisch relevant darstellen.

Von Bedeutung ist auch, wie der *alpha-Fehler* gewählt wird. In der Regel sind es 5 %, die als Irrtumswahrscheinlichkeit anerkannt werden. Allerdings ist auch möglich, dass nur 1 % anerkannt wird oder bei sehr wichtigen Behandlungsmöglichkeiten von seltenen Erkrankungen auch ein Fehler von 10 % akzeptiert wird.

Der *β-Fehler* bewegt sich in der Regel bei 20 %, d.h. es sollten etwa 80 % der Studien gleiche, reproduzierbare Ergebnisse erbringen, damit die Aussagekraft erhalten ist (Power).

Die Therapieeffekte sind in den letzten Jahrzehnten immer geringer geworden, sodass immer größere Studien nötig sind, weshalb sich die Frage nach der *klinischen Relevanz* erhebt.

Eine *Fallzahlbestimmung* ist deshalb notwendig, damit nicht zu wenig Patienten in eine Studie aufgenommen werden, was dann evtl. dazu führen kann, dass signifikante und klinisch relevante Ergebnisse nicht gefunden werden, aber auch die Fallzahl nicht zu hoch ist, womit häufiger Signi-fikanzen entstehen, die aber evtl. nicht klinisch relevant sind.

Der beste Vergleich ist Plazebo. Allerdings ist Plazebo nicht möglich, wenn es eine wirksame Standardtherapie gibt. Man kann dann nur mit einem sog. Add-on-Design zusätzlich zu der Standardtherapie Plazebo geben, während an der anderen Gruppe dann die neue Therapiemethode durchgeführt wird.

Man muss auch berücksichtigen, dass während die Studie „läuft", sich Veränderungen im Vergleichskollektiv abspielen und dadurch eine Verzer-rung für die Endpunkte entsteht, deren Ergebnis ja angestrebt wird.

Die *Biometrie* spielt eine zunehmende Rolle bei der Planung, Durchfüh-rung und Auswertung von klinischen Studien.

Beim Erhalt von positiven und negativen Ergebnissen (statistisch signi-fikant oder statistisch nicht signifikant) müssen noch weitere Unterschei-dungen getroffen werden. Bei einem pos. Ergebnis kann es sein, dass die

Standardtherapie sich günstiger darstellte als die experimentelle Therapie. Bei den negativen Ergebnissen gibt es echt negative Ergebnisse, indem kein Unterschied in den Ergebnissen zwischen den beiden Gruppen besteht, es kann aber auch sehr unwahrscheinlich sein, dass die Standardtherapie besser ist oder es kann sich auch die gleiche Chance ergeben, dass die Standardtherapie besser ist als die experimentelle oder auch umgekehrt. Letztendlich ergibt sich auch noch die Möglichkeit, dass es unwahrscheinlich ist, dass die experimentelle Therapie besser ist.

Auch wenn in einer Studie die Standardtherapie besser war als die experimentelle Therapie, kann nach Beurteilung des Prüfers die Therapie besser bewertet werden bei der experimentellen Therapie als bei der Standardtherapie, je nachdem welcher Endpunkt betrachtet wird.

Bei der Planung einer randomisierten kontrollierten Studie muss auch berücksichtigt werden, dass sie nur dann durchgeführt werden kann, wenn die Annahme einer Verbesserung von mindestens >50 % besteht. Dies fordert sowohl die Ethikkommission als auch der Patient, der an der Studie teilnimmt.

Andererseits wird eine Annahme auch nicht erfolgen, wenn die Verbesserung sehr deutlich ist und z.B. 70 % oder 80 % beträgt.

Es ist ermittelt worden, dass eine Chance zur Rekrutierung einer Studie nach den Patienten nur in etwa 3 % vorliegt, wenn Chancengleichheit in beiden Gruppen besteht (50 %/50 %).

Ohne Zweifel wird eine Verbesserung in einer Studie angenommen, wenn das Verhältnis bei den Patienten mit 80 %/20 % angenommen wird.

Eine ethische Vertretbarkeit ist bei einer Verbesserung etwa zwischen 50 % und 70 % zu erwarten, eine Ablehnung durch die Ethikkommission bei > 90 % und eine Annahme bei 40 %–60 %.

Die Information, die durch eine randomisierte kontrollierte Studie erreicht wird, liegt nur in einem Bereich zwischen 40–60 %. Dazu kommt, dass bei einer randomisierten kontrollierten Studie eine Abhängigkeit vom Interesse des Sponsors, sowie von den bisherigen Kenntnissen und auch wirtschaftlichen Chancen abhängt. Es bedeutet eine Investition von Zeit, finanziellen Mitteln und Humankapital, was berücksichtigt werden muss. Die Glaubwürdigkeit für einen Erfolg muss zumindest gegeben sein.

Die Möglichkeiten sind z.B. durch die Ethikbewertung eingeschränkt.

Bei den Patienten und bei den Prüfern spielt die Abhängigkeit von den Erfolgsaussichten eine Rolle, aber auch von den Präferenzen, die Patienten und Prüfer haben.

Die *Powerregelung* schränkt weiterhin ein, da ein Ergebnis doch mit ausreichender Auswertesicherheit gewonnen werden muss, d.h. mindestens zu 80 % reproduziert werden muss.

Nach Pocock[44] muss aber bei der Bewertung randomisierter kontrollierter Studien berücksichtigt werden, dass „positive" Studien nicht immer durch weitere, „positive" Studien bestätigt werden, positive Ergebnisse durch nachträglich auftretende ungünstige Ereignisse relativiert werden müssen, Surrogat-Endpunkte nicht immer in ihren Ergebnissen den klinisch relevanten Endpunkten entsprechen, bei kombinierten Endpunkten die einzelnen Endpunkte unterschiedlich ausfallen, Ergebnisse sekundärer Endpunkte nicht den primären Endpunkt stützen, Subgruppenanalysen nicht den primären Endpunkten entsprechen, positive Resultate bei Studien mit geringer Fallzahl durch Zufall entstehen, durch frühen Abbruch von Studien falsch positive und falsch negative Resultate entstehen, Benefits durch erhöhtes Risiko ausbalanciert werden, Mängel bei der Planung und Durchführung der Studie die Aussagekraft vermindern. Auch können die Ergebnisse der Studie nicht dem wirklich vorhandenen Patientenkollektiv entsprechen.

Die Aussagekraft einer randomisierten Studie ist somit abhängig von der Qualität, mit der die Planung, Durchführung und Interpretation erfolgt.

1.13.4 Equipoise

Es besteht außerdem ein Konflikt zwischen den ethischen Prinzipien, die eingeschränkt sind, und einer Equipoise, die sich durch Ungleichheiten im Verlauf der Studie in den Therapie-Armen ergibt.

Unter einer Equipoise versteht man eine Unsicherheit darüber, dass in einem Behandlungsarm ein Benefit gegenüber dem anderen Arm sich entwickelt.

Bei Unsicherheit hierüber muss die Studie gestoppt werden, und alle Teilnehmer müssen das aussichtsreichere Medikament bekommen. Die Studie kann nur weitergeführt werden, wenn keine Equipoise besteht.

---

44 Pocock St. J., and Gregg W. Stone: The Primary Outcome Is Positive – Is That Good Enough?, N Engl J Med 2016; 375: 971–9.

Freedman[45] schlägt bei Unsicherheit vor, eine *klinische Equipoise* durch-zuführen. Unter einer klinischen Equipoise versteht man, dass einzelne Forscher oder auch ein Kommittée die Studie bewerten, ob ausreichend Daten vorhanden sind und ob Mittelwertsdaten ein eindeutiges Ergebnis gebracht haben und dass auch keine individuellen Entscheidungen möglich sind.

Ein Beispiel für eine individuelle Equipoise ist im Folgenden gegeben: Die Behandlung eines akuten Schlaganfalls kann mit einer thrombolytischen Substanz erfolgen (t-PA) gegenüber einer Plazebokontrolle, wenn innerhalb von 3 Std. nach der Symptomatik die Therapie angewandt wurde.

Es ergaben sich bei dieser Studie keine neurologischen Störungen bei 43 % in der experimentellen und 27 % in der Plazebogruppe. Allerdings war die Mortalität in der Plazebogruppe mit 21 % gegenüber 17 % größer. Es kam in der Therapiegruppe in 6,4 % und in der Plazebogruppe in 0,6 % zu intrakranialen Blutungen.

Es besteht also hier eine klinische Equipoise, da Hirnblutungen häufiger aufgetreten sind auch bei geringerer Mortalität in der Therapiegruppe.

Dem Problem der Equipoise kann nur entsprochen werden, wenn eine umfassende Literaturrecherche durchgeführt wird, wenn die Randomisierung adäquat erfolgt ist und es ist ratsam, zuvor eine Pilotstudie vorzunehmen, damit die Durchführung gewährleistet ist.

Die Patienten müssen über dieses Problem aufgeklärt werden und es dürfen die Interimsanalysen nicht offenbart werden.

Die Entscheidung, ob eine Studie fortgesetzt, gestoppt oder modifiziert wird, muss durch ein unabhängiges Gremium erfolgen.

Man muss davon ausgehen, dass eine gute Planung, Aufklärung und Durchführung irrelevant ist bei der Entstehung einer Equipoise.

1.13.5 Gentherapie

Durch Einfügen von DNA oder RNA in die Körperzellen wird eine Therapie durchgeführt. Ein intaktes Gen ersetzt dabei das defekte Gen.

Es sind inzwischen 1500 klinische Studien mit Gentherapien durchgeführt worden.

---

45 Freedman, Benjamin: Equipoise and the ethics of clinical research. N Engl J Med 1987; 317(3): 141–145.

2003 erfolgte die erste Zulassung einer Gentherapie in China mit dem Gendicine (rADp53).

2012 erfolgte die Zulassung einer Gentherapie im Westen mit Glyhera (Alipogentiparovea).

Bekannt geworden ist auch die Gentherapie bei dem Kind Ashanti De Silva.

Es handelte sich hier um einen schweren kombinierten Immundefekt (SCID), bei dem teilweise mit der Gentherapie, andererseits mit Ersatz des Gens diese Krankheit kontrolliert werden konnte.

1.13.6 Molekularmedizin <Abb. 35>

Man erhofft sich, durch die Erforschung der Vorgänge in der Zelle Wege (Pfade) zu finden, die bei Stimulation oder Hemmung das Krankheitsbild verbessern.

Es gibt dabei verschiedene Möglichkeiten, wie diese Pfade beeinflusst werden können, indem z.B. eine Verstärkung (Amplifikation) des Pfades erfolgt oder dass der Pfad verändert wird oder dass Umwege um Pfade gefunden werden oder dass zusätzliche Pfade geschaffen werden oder dass durch die Stammzellen eine Regeneration bestimmter Pfade erfolgt.

Die weitere Entwicklung der Medizin auf naturwissenschaftlichem evolutionärem Weg in den letzten Jahren zeigte sich besonders bei neuen Medikamenten wie den monoklonalen Antikörpern und Tyrosinkinase-Inhibitoren.

Die folgenden Studien sollen dies beispielhaft deutlich machen:

ODYSSEY-LONGTERM-Studie[46]

In dieser randomisierten (2:1), doppelblinden, plazebokontrollierten Phase III-Studie wurden 2341 Patienten mit *hohem Risiko für kardiovaskuläre Ereignisse* und einem LDL (low density lipoprotein)-Cholesterin von ≥70 mg/dl nach höchster Dosis von Statinen von Statinen mit 150mg *Alirocumab* subkutan, einem *monoklonalen Antikörper*, der den Proprotein-Convertase Subtilisin-Kexin Typ 9 *(PCSK9)* hemmt, über 78 Wochen behandelt. Primäre Endpunkte waren LDL-Cholesterinwerte nach 24 Wochen und

---

46 Robinson Jennifer G., Farmer Michel, Krempf Michel et al.: Efficacy and Safety of Alirocumab in Reducing Lipids and Cardiovascular Events (ODYSSEY LONG TERM). NEJM 2015; 372: 1489-99

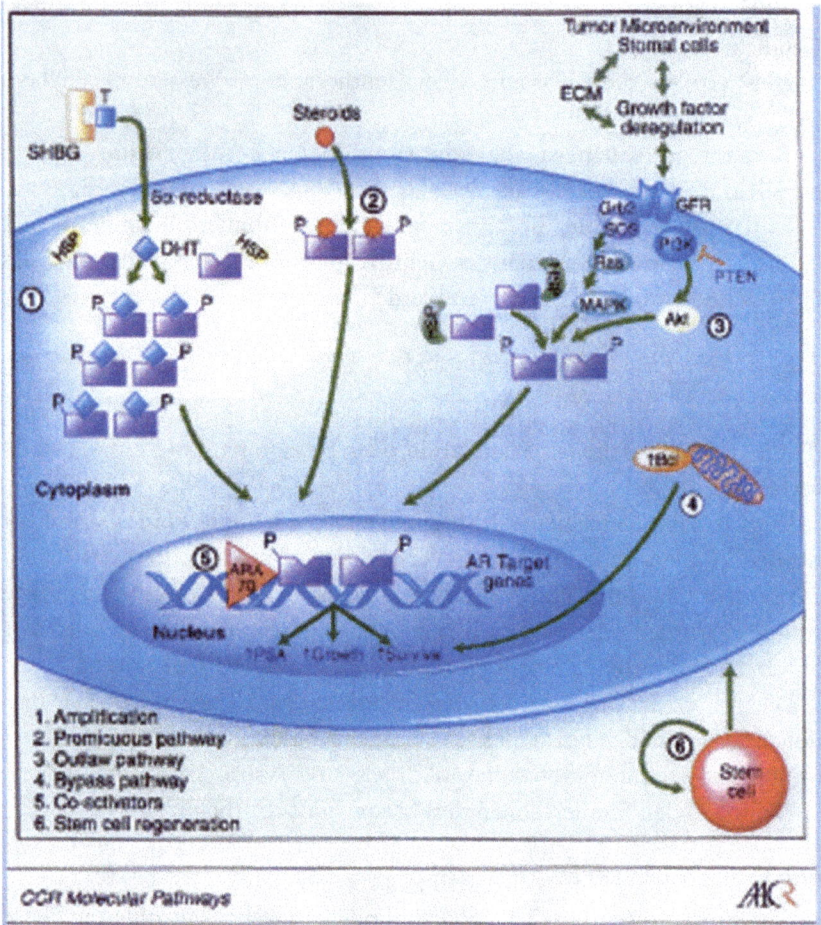

Abb. 35: CCR Molecular Pathways (Aus: Kenneth J. Pienta and Deborah Bradley: Mechanisms Underlying the Development of Androgen-Independent Prostate Cancer, Clin Cancer Res 2006; 12: 1665–1671)

in einer Posthoc-Analyse kardiovaskuläre Ereignisse. Die LDL-Cholesterinwerte nahmen im Mittel um 62% ab, größere kardiovaskuläre Ereignisse (koronare Todesfälle, nicht tödliche Myokardinfarkte, tödliche oder nicht tödliche ischämische Schlaganfälle oder eine instabile Angina pectoris) nahmen im Vergleich zur Plazebogruppe um 48% (Hazard Rate) signifikant (p=0,02) ab, wobei eine Posthoc-Analyse nicht als beweisend für die Abnahme der kardiovaskulären Ereignisse bewertet werden kann.

FOURIER-Studie[47]

In dieser randomisierten, doppelblinden, plazebokontrollierten Add-on-Studie (Add-on steht dafür, dass alle Patienten eine Standardtherapie erhielten) wurden 27 546 Patienten mit *arterosklerotischen kardiovaskulären Erkrankungen* und LDL-Cholesterinwerten ≥70 mg/dl zusätzlich entweder mit 140mg alle 2 Wochen oder 420mg monatlich *Evolocumab (monoklonaler Antikörper)* subkutan über 2,2 Jahre behandelt und überwacht.

Der primäre Endpunkt (kardiovaskulärer Tod, Myokardinfarkt, Schlaganfall, Hospitalisation wegen instabiler Angina pectoris oder koronarer Revaskularisation) wurde signifikant um 15% (Hazard Rate) gesenkt bei einer Verminderung der LDL-Cholesterinwerte um 59%. Bei den Einzelendpunkten ergab sich nur eine signifikante Senkung der Ereignisse bei allen Myokardinfarkten und ischämischen Schlaganfällen, nicht bei der kardiovaskulären Mortalität und der Mortalität beim akuten Myokardinfarkt und Schlaganfall. Auch die Gesamt-Mortalität wurde nicht signifikant beeinflusst. Koronare Revaskularisationen wurden signifikant weniger durchgeführt (5,5% / 7,0%). Fasst man die sekundären Endpunkte zusammen (kardiovaskulärer Tod, Myokardinfarkte oder Schlaganfälle), kam es zu einer signifikanten Abnahme (5,9% / 7,4%). An Nebenwirkungen kam es lediglich häufiger zu lokalen Reaktionen am Injektionsort in der Evolocumab- gegenüber der Plazebogruppe. Es fiel auf, dass es sich zu etwa 80% um Patienten handelte, die Herzinfarkte durchgemacht hatten. Die LDL-Cholesterinwerte wurden in der Evolocumab-Gruppe im Median auf 30 mg/dl gesenkt. **Es besteht kein Zweifel, dass durch PCSK9-Inhibitoren eine weitere Senkung der LDL-Cholesterine im Blut erreicht werden kann. Es erhebt sich allerdings die Frage, ob sich die sehr deutliche Senkung der LDL-Cholesterinwerte auf längere Dauer nicht ungünstig auswirkt und ob eine Senkung der LDL-Cholesterinwerte mit höheren Dosen von Statinen einen gleichen oder sogar besseren Effekt**

47 Sabatine Marc S., Giuliano Robert P., Keech Antony C. et al.: Evolocumab and Clinical Outcomes in Patients with Cardiovascular Disease (FOURIER-Studie) NEJM 2017; 376: 1713-22

auf die kardiovaskulären Ereignisse ausübt. Außerdem muss man davon ausgehen, dass die Ergebnisse am ehesten auf Patienten nach einem Herzinfarkt zu beziehen sind.

AURA 3-Studie[48]

In einer randomisierten (2: 1), offenen, kontrollierten, multizentrischen konfirmatorischen Phase III Studie wurden 419 Patienten nach einer First-Line-Therapie mit EGFR-TK bei T790M-positivem *fortgeschrittenem nicht-kleinzelligen Lungenkarzinom* entweder mit 80mg/die *Osimertinib* (irreversibler Tyrosinkinase-Inhibitor der 3. Generation) oder Pemetrexed 500mg/m^2 + Carboplatin (AUC5) oder Cisplatin 75mg/m^2 (Zytostatika) alle 3 Wochen bis zu 6 Zyklen behandelt. Progressions-Ereignisse (primärer Endpunkt) traten nach 8,3 Monaten bei 50% in der Osimertinib-Gruppe und in 79% in der Chemotherapie-Gruppe ein. Die Dauer des progressionsfreien Überlebens betrug im Median 10,1 bzw. 4,4 Monate in der Osimertinib- bzw. Chemotherapiegruppe. Die Differenz von 5,7 Monaten war signifikant. Nach 12 Monaten lebten progressionsfrei 44% bzw. 10%. Nebenwirkungen vom Grad I waren in der Osimertinib-Gruppe mit 33% häufiger als in der Platinum-Pemetrexed-Gruppe mit 11%. Nebenwirkungen vom Grad III waren in der Osimertinib-Gruppe mit 23% weniger häufig als in der Kontrollgruppe mit 47%.

Das nicht kleinzellige Lungenkarzinom ist der häufigste Lungenkrebs (NSCLC). Beim NSCLC mit einer Mutation im epidermalen Wachstumsfaktor-Rezeptor (EGFR) sind die EGFR-Tyrosinkinase-Inhibitoren (TKIs) Standardtherapie der Wahl. Trotz guten Ansprechens kommt es bei den meisten Patienten nach 9 bis 13 Monaten zu einer Progredienz. Bei diesen Patienten liegt in etwa 60% eine erneute Mutation im EGFR vor: T790M. Damit richtet sich die medikamentöse Therapie in erster Linie nach den Mutationen. So kann Osimertinib bei Patienten mit mutiertem EGFR eingesetzt werden, wenn eine weitere Mutation mit T790M stattgefunden hat.

---

48 Mok T.S., Wu Y.L., Ahn M.-J. et al.: Osimertinib or Platinum-Pemetrexed in EGFR T790M-Positive Lung Cancer (AURA 3) NEJM 2017; 376: 629 - 640

PACIFIC-Studie[49]

In dieser randomisierten (2: 1), verblindeten, plazebokontrollierten, multizentrischen, konfirmatorischen Studie an 709 Patienten im Stadium II eines *nicht kleinzelligen Lungenkarzinoms* nach zwei oder mehr Zyklen mit Platin-haltiger Chemotherapie erfolgte über 12 Monate eine Therapie mit 10mg/kg intravenös *Durvalumab (monoklonaler Antikörper)* alle 2 Wochen bzw. Plazebo. Der primäre Endpunkt war das progressionsfreie Überleben und das Gesamt-Überleben. Bei der Fallzahlbestimmung ging man von 702 Patienten bei einem α-Fehler von $2\alpha=0,025$, einer Power von 95%, einem Hazard Ratio von 0,67 aus. Nach 18 Monaten betrug das progressionsfreie Überleben in der Durvalumab-Gruppe 16,8 Monate und 5,6 Monate im Median (HR 0,52; 95% Konfidenzintervall 0,42-0,65), p<0,001. Das Hazard Ratio konnte somit um 48% gesenkt werden. Die Zeit bis zum Tod oder distalen Metastasen nach 18 Monaten betrug im Median 32,2 bzw. 14,6 Monate (p<0,001). Nebenwirkungen waren unter Durvalumab häufiger als unter Plazebo (z.B. Pneumonie 4,4% / 3,8%; Abbruch wegen Nebenwirkungen 15,4% / 9,8%).

Konfirmatorisch bestätigte diese Studie die verbesserte Lebensdauer beim nicht kleinzelligen Lungenkarzinom mit einem monoklonalen Antikörper.

OPERA I und OPERA II – Studie[50]

In diesen beiden randomisierten, doppelblinden, referenzkontrollierten komfirmatorischen Double Dummy, Add-on Phase III-Studien wurden 821 bzw. 835 Patienten mit *rezidivierender Multipler Sklerose* über 96 Wochen mit 600mg intravenös *Ocrelizumab (monoklonaler Antikörper)* alle 4 Wochen bzw. Interferon-ß1a 44µg subkutan 3mal/Woche behandelt. Primärer Endpunkt war die jährliche Rezidivrate von Schüben. Man ging bei der Fallzahlbestimmung von einer Verbesserung der Schübe um 50% aus. Die jährliche Rezidivrate wurde unter Ocrelizumab gegenüber Interferion-ß1a um 45%

49 Antonia S.J., Villegas A., Daniel D. et al.: Durvalumab after Chemoradiotherapy in Stage III Non-Small-Cell Lung Cancer (PACIFIC-Studie) NEJM 2017; 377: 1919 - 1929

50 Hauser Stephen L., Bar-Or A., Comi G. et al.: Ocrelizumab versus Interferon Beta-1a in Relapsing Multiple Sclerosis (OPERA I und OPERA II-Studie) NEJM 2017; 376: 221 - 234

gesenkt (29% auf 16%). Die Behinderung nach 12 Wochen war im Trend (p=0,05-0,10) niedriger. Die Ergebnisse von OPERA I und OPERA II waren vergleichbar. Bei den Kaplan-Meier-Kurven fiel auf, dass die Verbesserungen erst nach 12 – 14 Wochen eindeutig erkennbar waren. Die Verminderung der Gehirnläsionen im MRT war eindeutig und ausgeprägt. Unter Ocrelizumab kam es häufiger zu oberen Rachenwegsinfektionen, aber nicht vermehrt zu weiteren Infektionen, Neoplasmen oder Todesfällen. Von den Autoren wurde es als notwendig angesehen, größere und länger dauernde Studien bezüglich der Sicherheit von Ocrelizumab durchzuführen.

Konfirmatorisch zeigte diese Studie, dass Ocrelizumab bei Patienten mit Multipler Sklerose zu einer Verminderung der Schübe führt.

ORATORIO-Studie[51]

In dieser randomisierten (2: 1), doppelblinden, plazebokontrollierten, Parallelgruppen, Phase III-Studie wurden 732 Patienten mit *primär progressiver Multipler Sklerose* (PPMS) über 24 Wochenmit *Ocrelizumab* (monoklonaler Antikörper) 2x300mg intravenös im Abstand von 14 Tagen bzw. mit Plazebo behandelt. Bei der primär progressiven Multiplen Sklerose handelt es sich um eine Form, die ohne Schübe verläuft, jedoch sehr progredient ist und bei der bisher in keiner Studie eine Verbesserung durch Medikamente nachgewiesen werden konnte. *Erstmalig* in dieser Studie konnte bei Patienten mit einer primär chronischen Multiplen Sklerose beim primären Endpunkt der *Progredienz* und der *Behinderung* eine *signifikante Verminderung* nachgewiesen werden. Innerhalb von 12 Wochen kam es zu einer bestätigten Verschlechterung nur um 32,9% unter Ocrelizumab und 39,3% unter Plazebo (Hazard Ratio 0,76; 95% Konfidenzintervall 0,59-0,98; relative Risikoreduktion 24%; p=0,03). Auch die Behinderung verbesserte sich nach 24 Wochen signifikant und die Zahl der Läsionen im MRT reduzierte sich signifikant. Bei den Nebenwirkungen fiel auf, dass bei 11 Patienten in der Ocrelizumab- und bei 2 Patienten in der Plazebo-Gruppe Neoplasmen auftraten (z.B. Brustkrebs 4: 0 Patienten). Die Autoren schließen daraus, dass bei Patienten mit einer primär chronischen Multiplen Sklerose weitere Studien mit Ocrelizumab zur Sicherung der Wirksamkeit und Klärung der Nebenwirkungen notwendig sind.

---

51 Montalban Xavier, Hauser Stephen L., Kappos Ludwig et al.: Ocrelizumab versus Placebo In primary progressive multiple sclerosis. NEJM 2017; 376: 209–220.

Diese Studien zeigen, dass die naturwissenschaftlich geprägte Forschung zu einer eindeutigen Verbesserung bisher nicht oder nur schwer behandelbarer Krankheiten geführt hat. Sie unterstützen aber das evolutionäre Vorgehen, ein revolutionäres scheint eher unwahrscheinlich.

1.13.7 Personalisierte Medizin <Abb. 36>

Sie erstreckt sich auf die Diagnose, den Therapieerfolg und auf die Nebenwirkungen.

Man muss davon ausgehen, dass eine gleiche Diagnose bei verschiedenen Patienten besteht. Es gibt aber unterschiedliches Ansprechen bei derselben Behandlung.

Es müssen spezifische Tests entwickelt werden, die gezielt wirkende Medikamente zum Einsatz bringen.

Es besteht die Forderung, dass eine konkrete Verbesserung der Gesundheit, der Lebensqualität und der Überlebensdauer eintreten.

Die molekularen Ursachen für die Krankheit müssen erforscht werden und es muss ein individueller genetischer Unterschied bei den Patienten ermittelt werden, was zu einer Diagnose und Therapie auf molekularem Weg führt.

Besondere Bedeutung wird die molekulare Medizin bei den Krebskrankheiten erreichen. Man geht davon aus, dass in Deutschland 400 000 Todesfälle/Jahr auftreten. Die molekulare Medizin will erreichen, dass statt einem Mittel für alle, jedem Patienten sein Mittel zugeordnet werden kann. Der Weg, die Krankheiten zu beeinflussen, geht über die DNS, die Boten-RNS, über die Ribosane, Proteine und Enzyme.

Es kommen dabei Krankheiten in Betracht, die durch genetische Fehler entstehen oder erworben sind z.B. Tabakrauch, Röntgen oder Viren.

Man hofft, dass auf diese Weise Mutationen, unkontrollierte Zellteilungen, Tumoren und Metastasen beeinflusst werden können, z.B. eine RAS-Mutation: Darm- und Blasenkrebs könnten beeinflusst werden (P53 in 50 % bei Tumoren).

Man unterscheidet heute 350 krankmachende Gene (z. B. BRCA1 und BRCA2), P53-positive Tumoren, wo durch eine „Targeted-Therapie" z.B. die HER2-Rezeptoren erhöht werden und eine Einflussnahme bei nicht-kleinzelligem Lungenkrebs, Melanom und Hepatitis Erfolg versprechend ist.

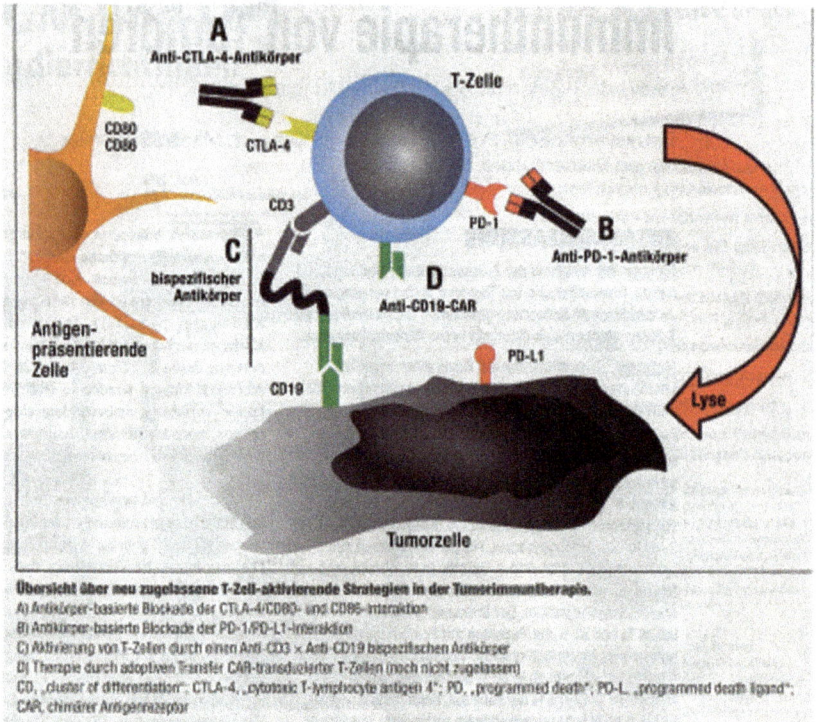

A) Anti-CTLA-4-Antikörper
CD80 CD86
CTLA-4
T-Zelle
CD3
PD-1
B Anti-PD-1-Antikörper
C bispezifischer Antikörper
D Anti-CD19-CAR
Antigen-präsentierende Zelle
CD19
PD-L1
Lyse
Tumorzelle

Übersicht über neu zugelassene T-Zell-aktivierende Strategien in der Tumorimmuntherapie.
A) Antikörper-basierte Blockade der CTLA-4/CD80- und CD86-Interaktion
B) Antikörper-basierte Blockade der PD-1/PD-L1-Interaktion
C) Aktivierung von T-Zellen durch einen Anti-CD3 × Anti-CD19 bispezifischen Antikörper
D) Therapie durch adoptiven Transfer CAR-transduzierter T-Zellen (noch nicht zugelassen)
CD, „cluster of differentiation"; CTLA-4, „cytotoxic T-lymphocyte antigen 4"; PD, „programmed death"; PD-L, „programmed death ligand"; CAR, chimärer Antigenrezeptor

Abb. 36: Übersicht über neu zugelassene T-Zell-aktivierende Strategien in der Tumorimmuntherapie (Aus: Sebastian Kobold et al.: Immuntherapie von Tumoren, Deutsches Ärzteblatt 2015, Jg. 112, Heft 48, S. 810)

Diese Antikörperbildung muss dann evtl. mit einer Chemotherapeutika-Behandlung kombiniert werden.

Die Anwendung von Biomarkern gestaltet sich in etwa so, dass zunächst einmal bei Gesunden durch eine Risikobewertung die Prädisposition zur Entwicklung einer Krankheit festgestellt wird.

Die Früherkennung erfolgt durch Screening-Diagnosen bei noch asymptomatischen Kranken. Werden die Patienten symptomatisch, kommt es zur Beurteilung des wahrscheinlichen Verlaufs (Prognose) und des wahrscheinlichen Ansprechens der Therapie (Prädiktion).

Nach Anwendung der Therapie sind aber ein Monitoring und eine Therapiekontrolle notwendig, evtl. verbunden mit einer Anpassung der Therapie.

IV. Diskussion

1. Kuhn – Kritiker

Die revolutionäre Entwicklung anhand von Paradigmenwandeln wurde von *Thomas S. Kuhn* in seinem Buch: Die Struktur wissenschaftlicher Revolutionen (1962)[52] entwickelt. In einem Postskriptum 1969 führte er jedoch aus:

- „Eine Revolution muss keine große Veränderung sein, noch braucht sie revolutionär erscheinen."
- „Da sie in kleinerem Maßstab so regelmäßig vorkommt, muss die revolutionäre Veränderung im Gegensatz zur kumulativen so dringend geklärt werden."
- „Wenn ich originell war, dann hauptsächlich durch die Anwendung auf die Naturwissenschaften, auf Gebiete also, von denen man dachte, sie entwickeln sich anders." (also nicht evolutionär)

U. Rutenfranz[53] sagt in seinem Buch: Wissenschaft im Informationszeitalter:

- „Grundsätzlich kann von einem Zuwachs des verfügbaren Wissens ausgegangen werden."
- „Innovationen bewegen sich häufig durchaus im Rahmen gängiger Paradigmata" (*Mulkay*, 1975[54])
- „So gibt es in der Naturwissenschaft einen kumulativen Wissenszuwachs über alle Paradigmenwandel hinweg, der die Menge der erfassbaren Parameter wie auch die Genauigkeit umschließt" (*Janich*, 1992).

Ludwig Fleck[55] führt in seinem Buch: Entstehung und Entwicklung einer wissenschaftlichen Tatsache, 1935 aus: Es bestehen Denkkollektive, die

52 Kuhn, Thomas S.: Die Struktur wissenschaftlicher Revolutionen. Suhrkamp Taschenbuch wissenschaft 25, zweite revidierte und um das Postskriptum von 1969 ergänzte Auflage 1976.
53 Rutenfranz, U.: Wissenschaft im Informationszeitalter, Westdeutscher Verlag 1997.
54 Mulkay, M.J.: Drei Modelle der Wissenschaftsentwicklung, Springer Verlag 1975.
55 Fleck, L.: Entstehung und Entwicklung einer wissenschaftlichen Tatsache, Frankfurt/M 1980.

eine soziale Einheit der Gemeinschaft der Wissenschaftler umgeben. Diese Gruppe von Wissenschaftlern hat ein gemeinsames Forschungsprojekt. Es wird nach Idee modifiziert und auf eine einheitliche Grundlage gestellt. Es erfolgt eine Verwerfung der Ansätze und ein Ersatz durch neue Vorstellungen.

Der Forschungsgang läuft im Zick-Zack durch Zufälle, Irrwege und Irrtümer.

Man kann die *Fleckschen* Ansichten mit denen *Kuhns* vergleichen. Das Denkkollektiv entspricht der wissenschaftlichen Gemeinschaft, der Denkstil entspricht dem Paradigma, die Denkstilentwicklung dem Paradigmenwandel und die temporäre Entwicklung der revolutionären Entwicklung.

Den Paradigmen entsprechen instinktives Handeln, magisch-dämonistisch-animistische Medizin, theurgische-übernatürliche-mythologische, empirische und deduktivistische Medizin, naturphilosophische, induktivistische Ansätze, Alchemie, Vitalismus, Iatrophysik, Iatrochemie, Biomechanismus, Animismus, Psychodynamismus, Lebenssaftlehre, Phlogistonlehre, Reiztheorie, Brownianismus, romantische Medizin, Kraniologie (Phrenologie), Magnetismus, Humoralpathologie, Homöopathie, Naturheilkunde, Holismus, Laienmedizin.

Dem Paradigmenwandel entspricht die Transformation von magisch-dämonisch-animistischer Medizin zunächst in naturbedingte Krankheitsentstehung, dann in die Naturphilosophie mit Naturerforschung und in die Naturwissenschaft.

Naturwissenschaft baut sich auf durch Anatomie, Physiologie, Pathologie, Pharmakologie, Pharmazie, Organpathologie, Zellpathologie, Asepsis, Antisepsis, Mikrobiologie, evidenzbasierte Studienmedizin, molekulare Medizin, personelle Medizin, Genmedizin.

Man kann damit die *Kuhnsche* Theorie auffassen als eine Weiterentwicklung durch Verbesserung und Vertiefung von Theorien, Erkennung von Anomalien, Verwerfung der Verifikation der Wiener Schule und der bedingungslosen und permanenten Verneinung der *Popperschen* Falsifizierung.

Eine Annäherung an die klassische Auffassung der kumulativen Weiterentwicklung stellt sich so dar, dass zu Erkenntnissen (A) neue Erkenntnisse (B) dazukommen. Dann bestehen nebeneinander die Erkenntnisse (A) gegenüber B. Zu diesen kommen aber neue Erkenntnisse C dazu, sodass sich daraus (A)(B)C entwickelt und daraus dann letztendlich bei neuen Erkenntnissen D (A)(B)(C)D usw.

Von *Thomas Kuhn* (1962) stammt die Struktur wissenschaftlicher Revolutionen als Ausdruck der revolutionären Entwicklung. Im Gegensatz dazu steht die klassisch-kumulative Entwicklung (evolutionäre Entwicklung).

2. Postskriptum (Kuhn)

Wie hat sich das in der Medizin entwickelt?

Anfänglich bestand eine revolutionäre Entwicklung (Mythos zum Logos).

Es kam zunehmend jedoch zu evolutionären Entwicklungen, häufig aber auch zu Paradigmata ohne Paradigmenwandel.

Eine Weiterentwicklung der Kuhnschen Theorie (Postskriptum 1969) macht insofern Einschränkungen und Abweichung von der ursprünglichen revolutionären Theorie, als die revolutionären Thesen durch evolutionäre Entwicklung erklärlich und teilweise auch abgelöst werden.

3. Zusammenfassende Betrachtungen <Abb. 37>

Bei der Frage der Entwicklung der Medizin unter dem Gesichtspunkt von Paradigmenwandel oder weiterer systematischer Entwicklung lässt sich Folgendes ableiten:

In der Paläomedizin und auch bei den Naturvölkern bestand zunächst einmal ein instinktives Handeln, das mit magisch-dämonisch-animistischer Medizin verknüpft war. Theurgisch-übernatürliche-mythologische, teilweise empirische und theoretisch-deduktivistische Medizin wurde aber bereits schon von den frühen Hochkulturen betrieben.

In der Antike trat insofern ein Wandel ein, als naturphilosophische (natürliche)-beeinflussbare- empirische und theoretisch-wissenschaftliche induktivistische Medizin betrieben wurde.

Im Mittelalter kam es allerdings wieder in einem Rückschritt zu religiösen, wieder animistischen, aber auch scholastisch-arabisch-byzantinisch-antiken Heilmethoden.

In der Renaissance erfolgte ein Paradigmenwandel zur empirisch-theoretischen naturwissenschaftlichen Medizin.

Im 17., 18., 19. bis zum 20. Jahrhundert erlangte die naturwissenschaftliche Medizin immer größere Bedeutung. Die Erkenntnisse wurden erweitert.

Paläomedizin
Naturvölker

Frühe
Hochkulturen

Klassische
Antike

Mittelalter

Renaissance

17. Jahrhundert

18. Jahrhundert

19. Jahrhundert

20. Jahrhundert

Instinktive Handlungen, magisch-dämonistisch-animistische Medizin

⇩

Theurgisch-übernatürliche-mythologische, teilweise empirische u. theoretisch-deduktivistische Medizin

⇩

Naturphilosophische (natürlich)-beeinflußbare-empirische u. theoretisch-wissenschaftliche induktivistische Medizin

⇩

Religiöse-wieder animistische, aber auch scholastische-arabisch-byzantinische-antike Medizin

⇩

Empirisch-theoretische-naturwissenschaftliche Medizin — Aichemie

⇩

Iatrophysik / Iatrochemie ← naturwissenschaftliche Medizin → Vitalismus

⇩

Weitere naturwiss. Entw. Experimentalismus

Biomechanismus / Psychodynamismus / Animismus / Lebenskraftlehre ← ... → Phlogistonlehre / Reiztheorie / Brownianismus / Romantische M.

⇩

System. naturwissenschaftl. reduktionistische experimentelle Medizin

Humoralpathol. / Homoopathie / Naturheilkunde ← ... → Kraniologie (Phrenologie) / Magnetismus (Mesmer)

⇩

Holismus / Naturheilkunde ← Neuer Experimentalismus weitere wiss. techn. reduktionistische Entwicklung → Psychosomatische M. / Laienmedizin

1. Paradigmenwandel

2. Paradigmenrückfall

3. Paradigmenwandel (Naturwissenschaft) mit immer wieder Kleinerem Paradigmenwandel zur Paramedizin bei Kumulativer Wissenschaftsweiterentwicklung der Naturewissenschaft im Sinn der klassischen kumulativen Wissenschaftstheorie

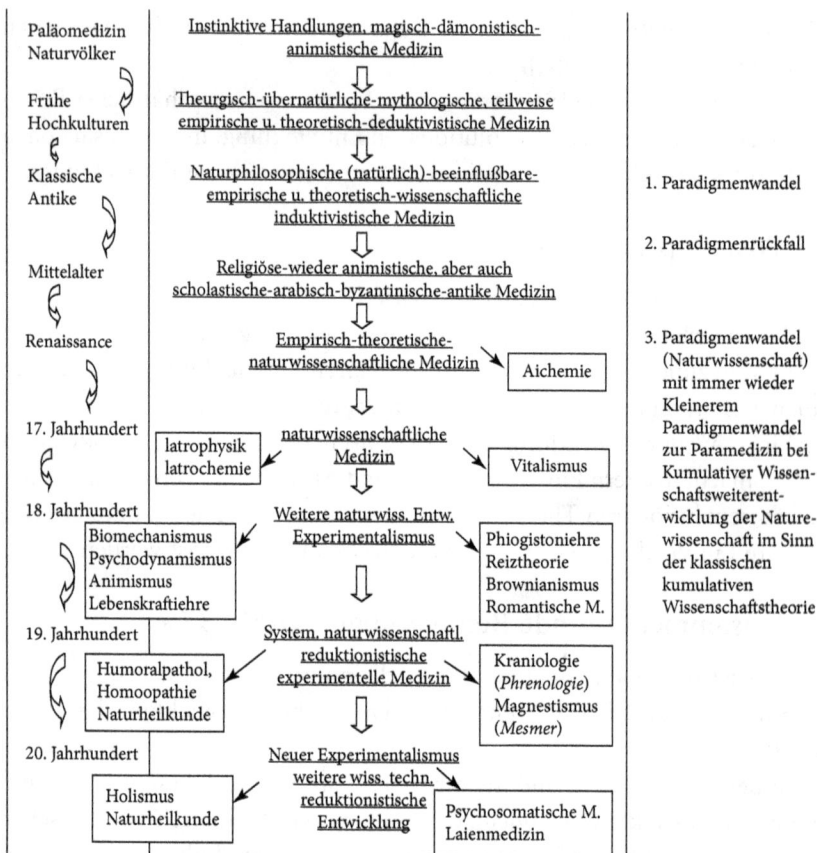

Abb. 37: K. Wink: „Paradigmenwandel" in der Medizin

Es kam das Experiment zur Gewinnung von weiteren Erkenntnissen dazu, sodass dann letztendlich eine systematische naturwissenschaftliche, reduktionistische experimentelle Medizin bestand.

Allerdings ergab sich im 20. Jahrhundert ein neuer Experimentalismus, aber auch, dass weitere wissenschaftlich-technische reduktionistische Maßnahmen zur Erkennung durchgeführt wurden.

Aber parallel zur naturwissenschaftlichen Entwicklung kam es immer wieder zu Paradigmenwandeln, z.B. Vitalismus, Iatrophysik und Iatrochemie, aber auch Biomechanismus, Psychodynamismus, Animismus,

Lebenssaftlehre oder auch Phlogistonlehre, Reiztheorie, Brownianismus, romantische Medizin, Humoralpathologie, Homöopathie, Naturheilkunde, Kraniologie (Phrenologie), Magnetismus, Holismus sowie Laienmedizin.

Es handelt sich dabei jedoch nur um einen Wandel. Ein Paradigma, das sich weiterentwickelt hat und zu neueren Ergebnissen führte, gab es nicht.

Zusammenfassend ergibt sich somit eine Unterteilung erstens in einen Paradigmenwandel, aber auch in einen Paradigmenrückfall und dann in einen Paradigmenwandel im Rahmen der Naturwissenschaft mit immer wieder kleineren Paradigmenwandeln bei kumulativer Wissenschaftsweiterentwicklung der Naturwissenschaft im Sinn der klassischen kumulativen Wissenschaftstheorie.

Betrachtet man die Entwicklungen in den verschiedenen Zeitabschnitten, kann man davon ausgehen, dass in den frühen Hochkulturen zunächst einmal eine revolutionäre Entwicklung erfolgte, aber auch in der klassischen Antike, die im Mittelalter allerdings wieder zurückging zu einer religiösen, animistischen, scholastischen Medizin.

In der Renaissance kam es dann revolutionär, aber auch schon evolutionär zu weiteren Entwicklungen. Das setzte sich in den weiteren Jahrhunderten fort, sodass ab dem 18. Jahrhundert sogar die evolutionäre Entwicklung gegenüber der revolutionären dominierte. Vereinfacht bedeutet dies, dass zunächst einmal ein Paradigmenwandel eintrat, ohne dass eine klassische kumulative Entwicklung stattfand. Später kam es etwa im gleichen Ausmaß zu einer klassisch-kumulativen Entwicklung und Paradigmenwandel und in der späteren Zeit überwog dann die klassisch evolutionäre Entwicklung gegenüber dem Paradigmenwandel.

<u>Geschichtliche Entwicklung der Medizin</u>
Revolutionär
↓
Revolutionär und (evolutionär)
↓
Evolutionär und (revolutionär)

Ein gewisses Paradigma entstand zu allen Zeiten, allerdings vollzog sich ein Paradigmenwandel nur in der klassischen Antike und in der Renaissance. Dabei war die Entwicklung revolutionär in der Antike und evolutionär in der Renaissancezeit und auch im 17. bis 21. Jahrhundert.

Geschichtliche Entwicklung der Medizin
Paläomedizin
↓
Frühe Hochkulturen
(Paradigmenwandel)
↓
Klassische Antike
(Paradigmenwandel)
(Naturerforschung)
↓
Mittelalter
(Rückkehr zur klassischen Antike)
↓
Renaissance
(Paradigmenwandel, Naturwissenschaft)
↓
17. Jahrhundert
↓
18. Jahrhundert
19. Jahrhundert
20./21. Jahrhundert
(Weiterer naturwissenschaftlicher Fortgang i.S. klassischer, kumulativer,
evolutionärer Entwicklung)

Abb. 38: K. Wink: Geschichtliche Entwicklung der Medizin

V. Wissenschaftlicher Fortschritt

Aus *Holm Tetens* Wissenschaftstheorie, eine Einführung, C.H. Beck-Verlag Wissen, München 2013

Die Geschichte der Wissenschaft ist seit dem Ende des 16. Jahrhunderts eine einzige Erfolgsgeschichte. Das Tatsachenwissen über alle Wirklichkeitsausschnitte, mit denen es die Wissenschaften zu tun haben, wächst. Und schon lange wächst es exponentiell. Noch nie wusste der Mensch so viel wie gegenwärtig und diese Wissensexplosion verdankt sich einer menschheitsgeschichtlich betrachtet lächerlich kurzen Zeitspanne von gerade einmal 400 Jahren. An dieser Wissensexplosion sind Natur-, Ingenieurs-, Sozial-, Kultur- und Geisteswissenschaften und somit auch Medizin gleichermaßen beteiligt. Das Anwachsen des Tatsachenwissens und seine dichter werdende interferentielle Vernetzung geht einher mit einem immer perfekteren experimentellen und technischen Know-How, das sich der experimentellen Methode und der durch sie ermöglichten technischen Anwendung wissenschaftlicher Forschungsresultate verdankt.

Man stößt auf neue Beobachtungsdaten, doch zunächst ist unklar und ungelöst, ob und wie sie sich mit den bisher akzeptierten Theorien verstehen und erklären lassen.

Eine Theorie kann sich intern als widersprüchlich erweisen und verschiedene Theorien können sich untereinander widersprechen. Keine Theorie ist perfekt. Bisher akzeptierte Theorien können mehr oder weniger einschneidend zu modifizieren oder sogar durch neue Theorien zu ersetzen sein. Es kann deshalb notwendig sein, dass man den bisherigen Wirklichkeitsausschnitt einer Theorie durch einen anderen festgelegten Wirklichkeitsausschnitt ersetzt oder man schreibt dem Wirklichkeitsausschnitt einer Theorie eine andere als die ihm bisher zugeschriebene Struktur zu. Man kann auch Beobachtungen über wichtige einzelne Beobachtungsdaten revidieren. So vollzieht sich die wissenschaftliche Forschung als eine Abfolge von modifizierten Theorien.

Man darf sich also den wissenschaftlichen Fortschritt nicht als zu geradlinig oder zielstrebig vorstellen. Es passiert durchaus öfters, dass eine Nachfolgetheorie zwar gewisse Probleme der Vorgängertherapie aus dem Weg

räumt und doch in ihr Probleme wiederkehren, mit denen die Vorgänger-
theorie schon besser fertig geworden war. Rückschritte und Fortschritte
können in der Wissenschaft dicht beieinanderliegen. Im Detail verläuft die
Forschung damit holprig mit Umwegen, mit Rückschlägen und von daher
durchaus auch mühsam.

Jedoch unter dem Strich resultiert aus der fortlaufenden Lösung immer
neuer und manchmal auch alter Probleme der wissenschaftliche Fortschritt.

Damit geschieht der wissenschaftliche Fortschritt in erster Linie nicht
durch Revolutionen und einen Paradigmenwandel, sondern eher evolutionär aus der Veränderung von kumulativ sich anreicherndem Wissen.

Dass eine Theorie total verworfen wird, ist nach *Tetens* eher selten.

Immer sind Theorien mit Problemen behaftet. Aber allen Widerständen
wie u. a. dem Induktionsproblem und der Unterbestimmtheit der Theorien
durch die Daten zum Trotz beschert uns die Wissenschaft immer mehr und
immer besseres Wissen. Der wissenschaftliche Fortschritt ist eine Konstante
der bisherigen Wissenschaftsentwicklung. Er scheint unaufhaltsam zu sein
und erfolgt in erster Linie evolutionär und kumulativ <Abb. 38>.

Der naturwissenschaftlich begründete Fortschritt in der Medizin wurde
in den letzten Jahrzehnten deutlich.

Wenn auch die verbesserten Lebensumstände sicher an dem Fortschritt
beteiligt sind, ist der Fortschritt durch die Medizin unverkennbar.

Der Fortschritt zeigt sich dabei besonders bei den Krankheitsbildern, die
früher als absolut tödlich galten, wie z.B. in der Onkologie.

So ergaben sich Heilung durch Chemotherapeutika in 60–90 % beim
Chorionkarzinom, in 75 % bei der akuten lymphatischen Leukämie im
Kindesalter, in 50 % beim Burkitt-Lymphom, in 80 % beim Morbus Hod-
gkin, in 90 % beim Hodenkarzinom und in etwa 5 % beim Kolon- und
Bronchialkarzinom.

Die 5-Jahres-Überlebensraten nahmen auf 10 % (z.B. Lungenkrebs) bis
80 % (z.B. Melanom) zu.

Ein weiterer Hinweis auf die Lebensverlängerung durch den Fortschritt
der Medizin ist auch besonders bei den Herzkreislaufkrankheiten erkennbar.

So hat die Sterblichkeit in Europa in fast allen Ländern abgenommen.
Innerhalb der letzten 10 Jahre hat z.B. in Deutschland die Mortalität bei

Männern mit kardiovaskulärer Erkrankung um 34 % und bei der koronaren Herzerkrankung um 43 % abgenommen.

Es gibt aber auch Länder, bei denen die Abnahme ausgeprägter war, wie z.B. in Georgia mit 62 %, andererseits aber auch Länder mit einer Zunahme der Gesamtmortalität der kardiovaskulären Erkrankungen in den letzten 10 Jahren z.B. in Albanien um 10 %, Kirgistan um 4 %, Litauen um 1 %, Turkmenistan um 19 %.

Alle diese Zahlen waren altersstandardisiert.

VI. Wissenschaftstheorien in der Medizin (Symposium, Herausg. W. Deppert, H. Kliemt, B. Lohff, J. Schaefer, Walter de Gruyter Verlag Berlin, New York, 1992)

Fortschritt in der Medizin

Ein großer Teil der jüngeren wissenschaftstheoretischen Auseinandersetzungen wird von der Frage bestimmt, ob sich der Wissenschaftsfortschritt kontinuierlich in kleinen Schritten vollzieht, bei denen man jeden neuen Wissensstand jeweils mit seinen Vorzuständen vergleichen kann, oder ob wir es eher mit einem sprunghaften, revolutionären Wandel zu tun haben, in dem Theorien einander in einer Weise ablösen, die es nicht erlaubt, Vergleiche anzustellen, die einen Fortschritt im Sinn der Wissenserweiterung oder Kumulation von Wissen anzeigen. In der Medizin gibt es nun Fragestellungen, die man schon im 17. Jahrhundert oder gar früher fast so gut wie heute durchschaut hat, sie jedoch nicht in der heutigen Weise beschreiben konnte, weil dazu die Methoden fehlten. So gab es etwa bereits zurzeit von Galilei Modelle, die Blutdruck und Blutströme in einer Weise in Verbindung bringen, die unglaublich modern aussieht. Von daher könnte man sagen, der Fortschritt in der Medizin sei kontinuierlich. Man könnte sogar weitergehen und behaupten, dass überhaupt kein Fortschritt stattfindet, weil man das Wesentliche schon vor mehreren Hundert Jahren gewusst hat. Es gibt keinen grundsätzlichen Fortschritt, sondern nur ein tieferes Eindringen in Details der Physiologie oder Kardiologie. Es gibt allerdings andere Gebiete, in die man prinzipiell in früheren Zeiten nicht eindringen konnte. In diesen Bereichen - man denke etwa an das konkrete Beispiel der Untersuchung der Zellmembran - wurden sprunghafte Entwicklungen durch technische Fortschritte möglich. (*Kenner*)

Was als Fortschritt in der Medizin gilt, wird jeweils von einem ganz bestimmten Paradigma her definiert. Wenn wir heute von Fortschritt sprechen, dann legen wir einfach unseren Leisten an und werten konsequenterweise alles ab, was vorher unter einem anderen Paradigma gemacht worden ist. Die Ergebnisse, die man jetzt innerhalb der Kardiologie als ein fortschrittliches Wissen interpretiert – das, was seit Mitte oder Ende des letzten Jahrhunderts erforscht wurde – sind alle unter dem physikalistischen Ansatz hervorgebracht worden. So wird aus der Rückschau gesagt, dass diejenigen, die sich früher mit dem kardiovaskulären System beschäftigt haben, auch schon bestimmte Dinge erkannten.

Wir bewerten dabei Forschungsergebnisse aus dem 18. oder 17. Jahrhundert entsprechend unserer jetzigen Idee, was Wissenschaft zu sein habe. Wir tun so, als wenn diese früheren Erkenntnisse wie die heutigen interpretiert werden könnten, und klammern einfach alles aus, was die damaligen Forscher beschäftigt haben mag.

Wir fragen nicht, was Harveys Idee war, das Herz-Kreislauf-System in einer bestimmten Weise zu betrachten. *Feyerabend* hat in einer Bemerkung, die mir persönlich sehr gut gefallen hat, über die heutigen Ansichten über Newton gesagt, dass alles zu Newton hinzugepackt wurde, was man heute eben für unsere Vorstellungen von der Welt gut gebrauchen kann, während alles, was Newton damals für seine Theorieentwicklung auch dazu genommen hat, seine ganzen alchemistischen Kenntnisse, sein unitarischer Ansatz einfach ausgelassen wird. Wir interpretieren Fortschritt auf der jetzigen Erkenntnisfolie. Wir benutzen nur unsere gegenwärtige Auffassung, was wir als Wissenschaft interpretieren, um zu sagen, hier ist Fortschritt vollzogen worden. (*Lohff*)

Das Fortschrittsproblem in der Medizin hat verschiedene Aspekte. Zum einen stellt sich die Frage, was Fortschritt in der Medizin überhaupt heißen kann. Besteht der Fortschritt darin, dass bessere Heilungserfolge – wie immer man die Güte der Heilungserfolge messen mag – erzielt werden, oder darin, dass man bestimmte Prozesse, die im Körper ablaufen, besser beschreiben und erklären kann? (Natürlich können diese beiden Aspekte, der praktische und der theoretische, miteinander verknüpft sein, weil etwa eine bessere Beschreibung und Erklärung zugleich zu besseren Interventionsmöglichkeiten auf dem Felde der medizinischen Behandlung beitragen können.) Ein weiterer Fragekomplex wird berührt, wenn man den Zusammenhang zwischen erkenntnistheoretischen Kriterien für bessere und schlechtere Theorien (oder auch für die Qualität von Heilerfolgen) auf der einen und den Einfluss von sozialen Abläufen in der Wissenschaft auf der anderen Seite betrachtet. (*Stöckler*)

Fortschritt kann revolutionär, aber auch ganz unspektakulär sein. Beides ist möglich. Wir sollten uns hier freimachen von vorgefassten wissenschaftstheoretischen Auffassungen darüber, wie Fortschritt in den Wissenschaften zu verlaufen habe. Wir sollten uns auch von der Vormeinung lösen, dass ein Charakteristikum guter Forschung sei, dass ein gemeinsames grundlegendes Paradigma existiert. Dies ist, meine ich, nicht notwendig und offenbar auch nicht üblich in der Medizin.

Was die Unvergleichbarkeit unterschiedlicher Paradigmen anbelangt, so meine ich, dass man häufig durchaus von partiellen Vergleichbarkeiten ausgehen kann. Denkt man beispielsweise an die Akupunktur und gewisse neuere elektrophysiologische Untersuchungen über die von der Akupunktur behaupteten Zusammenhänge, die diese teilweise erhärten könnten, so zeigt sich meines Erachtens, dass alternative Konzepte in bestimmten Bereichen aufeinander bezogen werden können. Hier ist der Fortschritt mittlerweile der, dass innerhalb der einen Tradition versucht wird, etwas aus einer anderen zu assimilieren und sich verständlich zu machen. Dadurch wird eine Integrationsleistung vollbracht, die es erlaubt, die Leistungen der anderen Tradition jedenfalls partiell mit aufnehmen zu können. Dies führt überdies zu neuen Formen der Konkurrenz, in denen es darum geht, welche Tradition es in höherem Masse schafft, eine andere zu assimilieren. Ich glaube, dass man sich von den wissenschaftstheoretischen Modellen eines revolutionären bzw. nicht-revolutionären Fortschritts freimachen sollte, um einfach die befruchtende Rolle von Alternativen und gerade auch von sehr stark abweichenden Alternativen anerkennen zu können. Radikale Alternativen zu besitzen ist überaus wichtig für den Wissenschaftsfortschritt. Das kann man meines Erachtens auch an der Rolle der Astrologie bei Kepler illustrieren. Die Astrologie hat bei Kepler eine wichtige Rolle für seinen Beitrag zur kopernikanischen Revolution gespielt, obgleich sie in späteren Zeiten aus dem Wissenschaftskanon ausgeschlossen worden ist. In diesem Sinn kann meines Erachtens die Beschäftigung mit Alternativen bis hin zu obskuren Ansätzen eine wichtige fortschrittsfördernde Funktion besitzen. Dies gilt selbst dann, wenn ein Großteil dieser alternativen Ansätze im Nachhinein als irrelevant entlarvt wird. (*Diederich*)

Selbstverständlich gibt es verschiedene Fortschrittsbegriffe und diesen Begriffen entsprechende Fortschritte in der Medizin. Zum einen kann man an praktischen Fortschritt in der Heilung von Krankheiten denken, zum anderen an theoretische Fortschritte in der Erklärung physiologischer Abläufe, und natürlich kann es noch mehr Ziele geben. Ich habe gar keine Probleme, mehrere Fortschrittsbegriffe zugleich zu benutzen. Dabei muss ich mich nicht entscheiden, ob etwas deshalb ein Fortschritt in der Medizin ist, weil ich mehr Leute heilen kann, oder deshalb, weil ich daraus mehr theoretische Einsichten gewinne. Es gibt einfach verschiedene Ziele und deshalb auch verschiedene Arten von Fortschritt.

Nun scheint es mir aber so zu sein, dass in der Medizin eigentlich alle Arten von Fortschritt, die ich mir überhaupt ausdenken kann, Hand in Hand gehen. Trat ein Fortschritt in der Medizin ein, so konnte man mehr Leute heilen, man konnte Krankheiten heilen, die man vorher nicht heilen konnte, man konnte es schmerzloser tun, und man gewann zugleich tiefere Einsichten in die Zusammenhänge. Das Zusammenspiel von theoretischen Einsichten und dem, was man mit diesen anfangen kann, ist ein wirkliches Wechselspiel. (*Vollmer*)

Für mein Dafürhalten ist das Fortschrittsproblem in der Medizin deshalb mit zusätzlichen Schwierigkeiten behaftet, weil in der Beurteilung dessen, was Fortschritt heißen soll, nicht nur der Mediziner selbst gefragt ist, sondern auch der Patient. Wenn heute etwa ein Gerät entwickelt wird, das man sich implantieren lassen kann und das dann zuverlässig gegen den plötzlichen Herztod schützt, so hat diese Art von Fortschritt durchaus fragwürdige Seiten. Der schönste Tod, den man haben kann, nämlich der plötzliche Herztod, ist dem Patienten nicht mehr vergönnt. Die Vor- und Nachteile derartiger Maßnahmen für ihn selbst kann letztlich nur der Patient beurteilen. (*Deppert*)

In einer Disziplin wie die Medizin, die in hohem Maße von technischen Verwertungsinteressen beeinflusst wird, könnte man versucht sein, wissenschaftstheoretische Auseinandersetzungen wie etwa den Streit zwischen Reduktionismus und Holismus als Glaubenskriege beiseitezuschieben. Jedenfalls die prinzipiellen philosophischen Fragen, die sich in diesem Zusammenhang stellen, könnte man offenlassen und fragen, ob es nicht ausreicht, sich darüber zu verständigen, welche Wirkungen relevante Testinstanzen darstellen sollen. Man kann dies etwa mit Bezug auf die Auseinandersetzung zwischen sogenannter Alternativmedizin und Schulmedizin leicht konkretisieren. In dieser Auseinandersetzung schwingen Untertöne mit, die in starkem Masse mit dem Glaubenskrieg zwischen holistischen und reduktionistischen Ansätzen zusammenzuhängen scheinen. Auf einen endgültigen Schiedsrichter in diesen Glaubensfragen wird man nicht hoffen dürfen. Könnten sich allerdings beide Kontrahenten darauf verständigen, den Voraussagegehalt der Theorien unter dem Aspekt erwünschter Wirkungen zum Kriterium zu erheben, so könnte man hinsichtlich der grundlegenden Glaubensüberzeugungen eine völlig liberale Haltung einnehmen. Das Kernproblem ist dann, intersubjektiv zugängliche, allgemein akzeptierte Tests zu konstituieren. (*Kliemt*).

Weiterführende Literatur

Ackerknecht, Erwin H.: Geschichte der Medizin, 7. Überarbeitete Auflage von Axel Hinrich Murken, Ferdinand Enke Verlag, Stuttgart, 1992, ISBN 3-432-80037-1

Amsterdamski, Stefan: Between Experience and Metaphysics, Dordrecht/Boston 1975

Antonia S.J., Villegas A., Daniel D. et al.: Durvalumab after Chemoradiotherapy in Stage III Non-Small-Cell Lung Cancer (PACIFIC-Studie) NEJM 2017; 377: 1919-1929

Austin, William H.: Paradigms, Rationality and Partial Communication, in: Zschr. F. allgemeine Wissenschaftstheorie III/2, 1972

Bayertz, Kurt: Wissenschaftstheorie und Paradigmabegriff, Sammlung Metzler Band 202, Stuttgart 1981, ISBN 3-476-10202-5

Bedürftig, Friedemann: Geschichte der Apotheke, Fackelträger Verlag GmbH, Köln, ISBN 3-7716-4327-9

Böhme, Gernot, van den Daele, Wolfgang: Erfahrung als Programm, in: Experimentelle Philosophie, Frankfurt/M. 1977)

Brockhaus- Enzyklopädie in 24 Bd., Bd. 17, 1992, ISBN 3-7653-1117 0 Hldr.

Bromand, Joachim (2009), Grenzen des Wissens, Paderborn, in: Holm Tetens: Wissenschaftstheorie, C.H. Beck oHG, Wissen, 2013

Bucher, Otto (Hrsg.): Lesewerk zur Geschichte: Das Mittelalter. Von der Völkerwanderung zur Kirchenherrschaft, Goldmanns gelbe Taschenbücher Bd. 1814, München

Claus, Jörg, Christian mit Illustrationen von Dieter Koch: Medizingeschichte, Verlag Medical Tribune GmbH, Wiesbaden, 1985 ISBN 3-922264-56-5

Deppert, W., Kliemt H., Lohff, B., Schaefer, J. (Hrsg.):
Symposium: Wissenschaftstheorien in der Medizin, Walter de Gruyter
Verlag Berlin, New York, 1992

Diederich, W. In: Deppert, W., Kliemt H., Lohff, B., Schaefer, J.
(Hrsg.): Symposium: Wissenschaftstheorien in der Medizin, Walter de
Gruyter Verlag Berlin, New York, 1992

Diemer, Alwin (Hrsg.): Die Struktur wissenschaftlicher Revolutionen und
die Geschichte der Wissenschaften, Meisenheim am Glan, 1977

Dumesnil, R. und F. Bonnet-Roy (Hrsg.): Die berühmten Ärzte,
Kunstverlag Lucien Mazenod, Editions contemporaines AG,
Genf 1947

Eberhard-Metzger, Claudia: Seuchen. Heyne Sachbuch Nr. 19/4080,
1996 ISBN 3-453-09156-6

Feyerabend, Paul: Wider den Methodenzwang, suhrkamp taschenbuch
wissenschaft, Bd. 597, Verlag Suhrkamp, Frankfurt/M., 1986 ISBN
3-518-06742-7

Fleck, Ludwig: Entstehung und Entwicklung einer wissenschaftlichen
Tatsache, Frankfurt/M. 1980

Freedman, Benjamin: Equipoise and the ethics of clinical research. N
Engl J Med 1987; 317(3): 141-145

Greene J. C.: The Kuhnian Paradigma and the Darwinian Revolution in
Natural History. In: Roller, Duane H.D. (Hrsg.): Perspectives in the
History of Science and Technology, Oklahoma, 1971

Grmek, Mirko D.: die Geschichte des medizinischen Denkens, Verlag
C.H. Beck oHG, München, 1996, ISBN 3 406 40286 0

Hauser Stephen L., Bar-Or A., Comi G. et al.: Ocrelizumab vs. Interferon
Beta-1a in Relapsing Multiple Sclerosis (OPERA I und II) NEJM 2017;
376: 221-234

Hoyer U.: Theoriewandel und Strukturerhaltung. In: Philosophia
Naturalis 16, 1976/77

Karger-Decker, Bernt: Geschichte der Medizin von der Antike bis
zur Gegenwart, Patmos-Verlag GmbH&Co. Kg, Albatros Verlag,
Düsseldorf, 2001 ISBN 3-491-96029-0

Kenner, T. In: Deppert, W., Kliemt H., Lohff, B., Schaefer, J.
(Hrsg.): Symposium: Wissenschaftstheorien in der Medizin, Walter de
Gruyter Verlag Berlin, New York, 1992

King, M. D.: Tradition und die Fortschrittlichkeit der Wissenschaft In: P. Weingart (Hrsg.) Wissenschaftssoziologie, Bd. 2, Frankfurt, 1974)

Kobold, Sebastian et al.: Immuntherapie von Tumoren Deutsches Ärzteblatt 2015; Jg. 112, Heft 48, S. 810

Krajewski, Wladyslaw: Correspondence Principle and Growth of Knowledge Dordrecht/Boston, 1977

Krüger, Lorenz: Wissenschaftliche Revolution und Kontinuität der Erfahrung, in: Neue Hefte der Philosophie 6/7, 1974

Krüger, Lorenz (Hrsg.): DEN: Die Entstehung des Neuen. Studien zur Struktur der Wissenschaftsgeschichte, Frankfurt/M., 1977

Kuhn, Thomas S.: Die Struktur wissenschaftlicher Revolutionen, suhrkamp taschenbuch wissenschaft 25, zweite revidierte und um das Postskriptum von 1969 ergänzte Auflage 1976

Kuhn, Thomas: Die Entstehung des Neuen. Studien zur Struktur der Wissenschaftsgeschichte (DEN), Hrsg. v. Lorenz Krüger, Frankfurt/M., 1977

Kuner, Max: Die Verfassung und Verwaltung der Reichsstadt Gengenbach, Verlag der Stadt Gengenbach, 1939.

Laitko, Hubert: Die Philosophie Carnaps. Wien/New York 1970

Lakatos, Imre: Falsifikation und die Methodologie wissenschaftlicher Forschungsprogramme. In: Kritik und Erkenntnisfortschritt, Braunschweig 1974

Lakatos, Imre et al. (Hrsg.) BMK= Bemerkungen zu meinen Kritikern. In: Lakatos, Imre et al. (Hrsg.) Kritik und Erkenntnisfortschritt, Braunschweig, 1974

Lejkin, E. G.: Zur Kritik der kumulativen Konzeption der Wissenschaftsentwicklung In: Kröber et al.(Hrsg.): Wissenschaft, Studien zu ihrer Geschichte, Theorie und Organisation, Berlin (DDR) 1972

Leven, Karl-Heinz: Geschichte der Medizin, Verlag C.H. Beck oHG, München, 2008 ISBN 978 3 406 56252 5

Lichtenberg, G. Chr.: Aphorismen, Briefe, Schriften, Hrsg. Paul Reqardt, Stuttgart 1939

Lyons, Albert S. und R. Joseph Petrucelli II: Die Geschichte der Medizin im Spiegel der Kunst, Du Mont Verlag, Köln, 1980 ISBN 3-7701-1184-2

Meyer, Karl: Das Kuhnsche Modell wissenschaftlicher Revolutionen und die Planetentheorie des Copernicus. In: Sudhoffs Archiv 58 (1974)

Mok T.S., Wu Y.L., Ahn M.-J. et al.: Osimertinib or Platinum-Pemetrexed in EGFR T790M-Positive Lung Cancer (AURA 3) NEJM 2017; 376: 629-40

Montalban Xavier, Hauser Stephen L., Kappos Ludwig et al.: Ocrelizumab vs. Placebo in Primary Progressive Multiple Sclerosis (ORATORIO-Studie) NEJM 2017; 376: 209-220

Mulkay M.J.: Drei Modelle der Wissenschaftsentwicklung. Springer Verlag 1975

Nagel, Ernest: The Structure of Science. Problems in the Logic Scientific Explanation, London 1974

N.N.: Stammbuch des Arztes aus Kulturhistorische Stammbücher, Verlag W. Spemann, Stuttgart, ohne Jahreszahl

N.N.: La vie aventureuse des Grands Médecins, Presse Bureau Junior 1974, Madrid

Nowotny, Helga: On the Feasibility of a Cognitive Approach to the Study of Science, in: Zeitschrift für Soziologie 2, 1973

Pienta, Kenneth J. et Deborah Bradley: Mechanisms Underlying the Development of Androgen-Independent Prostate Cancer, Clin Cancer Res 2006; 12: 1665-1671

Pocock St. J., and Gregg W. Stone: The Primary Outcome Is Positive – Is That Good Enough?, N Engl. J. Med 2016; 375: 971 – 9

Popper, Karl, Raimund: Logik der Forschung, Paul Siebeck Verlag, Tübingen, 1971

Popper, Karl R.: Karl R. Popper und die Philosophie des kritischen Rationalismus. Zum 85. Geburtstag von Karl R. Popper, Amsterdam-Atlanta, GA 1989

Porter, Roy: Die Kunst des Heilens, Spektrum Akademischer Verlag GmbH, Heidelberg, Berlin, 2000 ISBN 3-8274-0472-X

Putscher, Marlene: Geschichte der Medizinischen Abbildung von 1600 bis zur Gegenwart, Heinz Moos Verlag, München 1972

Robinson Jennifer G., Farmer Michel, Krempf Michel et al.: Efficacy and Safety of Alirocumab in Reducing Lipids and Cardiovascular Events (ODYSSEY LONG TERM) NEJM 2015; 372: 1489-99

Rullière, R.: Die Kardiologie bis zum Ende des 18. Jahrhunderts, in: Sournia, Poulet, Martiny (Hrsg.), Illustrierte Geschichte der Medizin, Bd. 3, Andreas& Andreas, Verlagsbuchhandel, Salzburg 1980

Rutenfranz, U.: Wissenschaft im Informationszeitalter. Westdeutscher Verlag 1997

Sabatine, Marc S., Giugliano Robert P., Keech Anthony C. et al.: Evolocumab and Clinical Outcomes in Patients with Cardiovascular Disease (FOURIER-Studie), NEJM 2017; 376: 1713-22

Scheffler, Israel: Wissenschaft: Wandel und Objektivität. In: TDW, S.137-166

Schneck, Peter: Geschichte der Medizin systematisch, UNI-MED Verlag AG Bremen und Lorch/Württbg., 1997 ISBN 3-89599-138-4

Shimony, Abner: Comments on two Epistemological Theses of Thomas Kuhn. In: Cohen, R.S. u.a. (Hrsg.) Essays in Memory of Imre Lakatos. Dordrecht/Boston 1976, S. 578

Sieck, Annerose: Geschichte der Medizin, Compact Verlag, München, 2005 ISBN 3-8174-5919-X

Sournia, Jean-Charles, Poulet, Jaques und Martiny, Marcel: Illustrierte Geschichte der Medizin, deutsche Bearbeitung von Richard Toellner, Verlagsbuchhandel Andreas & Andreas, Salzburg, 1981 ISBN 3-85012-090-2

Stegmüller, Wolfgang: Probleme und Resultate der Wissenschaftstheorie und analytischen Philosophie, 2. Band, Berlin/Heidelberg/ New York, 1973

Stöckler, M. In: Deppert, W., Kliemt H., Lohff, B., Schaefer, J. (Hrsg.): Symposium: Wissenschaftstheorien in der Medizin, Walter de Gruyter Verlag Berlin, New York, 1992

Tetens, Holm: Wissenschaftstheorie, eine Einführung, C.H. Beck-Verlag Wissen, München 2013 ISBN 978 3 406 65331 5

Toulmin, Stephen: Voraussicht und Verstehen, ein Versuch über die Ziele der Wissenschaft, Frankfurt/M. 1968

Vogt, Helmut: Das Bild des Kranken, J.F. Lehmanns Verlag, München, 1969

Vollmer, M. In: Deppert, W., Kliemt H., Lohff, B., Schaefer,
J.(Hrsg.): Symposium: Wissenschaftstheorien in der Medizin, Walter
de Gruyter Verlag Berlin, New York, 1992

Weingart, Peter: Paradigmastruktur und wissenschaftliche
Gemeinschaft – das Problem wissenschaftlicher Entwicklung,
in: Wissensproduktion und soziale Struktur, Frankfurt/M. 1976

Wink, K.: Die Entdeckung des Blutkreislaufs, Peter Lang GmbH,
Frankfurt, 2013

Winkle, Stefan: Kulturgeschichte der Seuchen, Verlag Artemis & Winkler,
Düsseldorf, 1997, Lizenzausgabe für KOMET MA-Service und
Verlagsgesellschaft mbH, Frechen, 1997 ISBN 3-933366-54-2

Wittgenstein, Ludwig: Philosophische Untersuchungen. Frankfurt/Main
1969, Teil II, Abschnitt XI

VII. Abbildungsverzeichnis[56]

---

56 Eine Rechteklärung war nicht in jedem Fall möglich, bitte ggf. an den Autor wenden.

VIII. Stichwortverzeichnis